ISBN-13: 978-1517743604
ISBN-10: 1517743605

Editor responsable: Dr. Carlos Maquita Nakano.

Prólogo

"No, no todos podemos ser papás"

-Inicio con una frase que, sin afán de provocar, contradice la que este libro lleva por título: no, no todos podemos ser papás.

Lamentablemente hay muchas personas con un enorme anhelo de convertirse en padres y no lo logran. Conozco a mujeres que han visto transformar su ilusión de ser mamás en frustración y tristeza. Mujeres parecidas a mí, que por estudios primero y por trabajo después, postergaron la maternidad más allá de los treinta. Pienso en ellas cada vez que le agradezco a la vida el haberme dado a mis dos hijos. Ahí están esas mujeres que nunca lograron ser madres aún teniendo el corazón para serlo.

Cada historia es diferente. Hay muchos que no pueden pero también hay muchísimos que no podían y lo lograron; que acudieron a las opciones de tratamiento que existen actualmente para atender la infertilidad y hoy están criando hijos.

Desde luego no se trata de un proceso sencillo. Dudas y hasta prejuicios rodean la decisión de acudir a una clínica de fertilidad. La información no parece estar al alcance de todos y permanecen aún muchos tabúes e ignorancia en torno al tema.

Otro factor a considerar es el económico. Un tratamiento de fertilidad suele ser caro, y buena parte de la población mexicana no tiene acceso a esta posibilidad porque simplemente no puede pagarlo. En el sector público no se cuenta aún con los avances y efectividad que sí tienen los médicos privados.

Pero si ninguno de estos obstáculos detiene a la pareja en su afán de tener un hijo y llegan a iniciar un tratamiento, vienen otros episodios que pueden ser incómodos y hasta dolorosos. El desgaste físico para la mujer es duro(:) los cambios hormonales generan también efectos emocionales que no son fáciles de sobrellevar(,) y si los intentos se acumulan y no llega la noticia del embarazo, la situación puede volverse muy tensa.

Aun con todo esto que describo, mi consejo para quienes desean convertirse en padres es que hagan todo lo que esté en sus manos para conseguirlo. La paternidad trae consigo una felicidad tan inmensa, que todo esfuerzo para alcanzarla es ínfimo comparado con ella. Gestar a un hijo, conocerlo, abrazarlo y criarlo... Verlos crecer es un gozo y aprender de ellos un privilegio. Así que si existe el afán, que exista el intento.

Por fortuna no están solos en esa búsqueda. Tienen en sus manos una guía que los puede acompañar en cada paso. Un texto claro y amigable que despeja dudas y comparte los pormenores de un proceso al que es importante llegar informado y bien preparado.

Ojalá que disfruten su lectura y que les sirva de aliado. Ojalá que los pasos que den para convertirse en padres los engrandezcan incluso si son complicados. Ojalá, sobre todo, que logren su objetivo y muy pronto reciban en su vida a un hijo.

Paola Rojas Hinojosa
Periodista y conductora

Índice

Todos podemos

PA

ser

PÁS

"Todos pueden ser papás. La
mayoría tiene hijos propios,
algunos tendrán hijos prestados...
pero todos pueden".

Dr. Carlos Maquita Nakano

*"Para que pueda surgir lo imposible, es necesario intentar
una y otra vez lo posible".*

Herman Hesse

E sta frase alguna vez se la escuché a un profesor y la utilizo frecuentemente en mi consulta cuando atiendo parejas con infertilidad. Es una afirmación muy esperanzadora, pues sin hacer de lado la objetividad que se debe tener en estos casos, nos muestra que existe un abanico más amplio de alternativas que no siempre son visibles a los ojos de las parejas, pero que ahí están y podemos utilizarlas para lograr nuestro objetivo.

La idea de tener hijos tiene diferentes orígenes, bases y enfoques socioculturales, empezando por el hecho biológico de preservar la especie; el concepto religioso y también el sociológico de formar una familia, base de la sociedad; por supuesto, conlleva la idea de heredar a nuestros descendientes el fruto de nuestro trabajo, así como buscamos trascender a través de ellos. Todas son razones válidas para ser papás.

De hecho, *crecemos sabiendo* que vamos a tener hijos. Desde niños nos inculcan la idea de formar una familia y tener hijos. Al comenzar la adolescencia, lo primero que nos advierten es "Cuídate de no embarazar a tu novia", es decir, damos por hecho que todo está bien y nunca pensamos que podemos tener un problema de infertilidad. Así es que cuando llegamos a esa etapa de búsqueda de embarazo, la mayoría de las personas no recurrimos a una revisión, ni a una preparación previa (lo que llamo consulta preconcepcional), que sería muy útil para detectar algunos problemas médicos muy a tiempo y así mejorar el pronóstico reproductivo de una paciente o de una pareja.

Así es que después de un buen tiempo durante el cual no logramos nuestro objetivo, finalmente acudimos al ginecólogo para una evaluación inicial, no sin antes haber pasado por lo que denomino "los tratamientos a la mexicana", entre los que figuran las recomendaciones de las vecinas, que suelen consistir en cuarzos, acupuntura, masajes en los ovarios, remedios caseros, las famosas limpias, hasta llegar a tomar medicamentos recetados por personas que no son médicos.

Lo único que logra todo lo anterior es que perdamos tiempo muy valioso, lo que a su vez reduce las probabilidades de lograr un embarazo.

Una vez que los pacientes acuden con un ginecólogo, éste los deberá evaluar y solicitar los análisis iniciales del protocolo de diagnostico en infertilidad. En esta etapa recomendamos siempre canalizar a la pareja con el especialista en Biología de la Reproducción, y si no es así, pueden pedirle al médico que lo haga o, incluso, buscar por su parte a dicho especialista; hoy en día tenemos muchas opciones para obtener información correcta. Una vez con el especialista en reproducción se debe completar el protocolo de análisis para obtener un diagnóstico integral.

El diagnóstico es la clave del éxito. Conociendo las razones por las cuales los pacientes no se han embarazado, podemos darles un pronóstico reproductivo honesto y real, así como planear un esquema de tratamiento específico para cada caso. Este punto es muy importante, porque no todos los pacientes deben someterse a los mismos tratamientos. La medicina reproductiva ofrece diferentes opciones de tratamiento, como cirugía reproductiva y reproducción asistida. La cirugía nos permite solucionar problemas como obstrucción de las trompas de Falopio, extracción de quistes de los ovarios o miomas, tratamiento de la endometriosis, recanalización de las trompas después de una salpingoclasia, entre otras. Por su parte, la reproducción asistida nos ofrece una amplia gama de opciones desde la inseminación artificial hasta la fertilización *in vitro* con sus diferentes modalidades. Aquí debo aclarar que NO TODOS LOS PACIENTES requieren fertilización *in vitro*. De hecho el 60-70 % de los casos NO NECESITAN tratamientos de alta complejidad. Se logra el embarazo con tratamientos más sencillos y más económicos, recalcando que en infertilidad debemos ofrecer un traje a la medida para cada caso.

¿Qué debemos hacer para llegar al especialista adecuado? Este punto es muy importante, pues nadie o casi nadie revisa o verifica las credenciales o cédulas de los médicos que los atienden. Existen en Internet varias páginas en las cuales pueden verificar si el médico es especialista en Ginecología y Obstetricia, así como en Biología de la Reproducción y si está certificado por el Consejo Mexicano de Ginecología y Obstetricia.

Esta institución se dedica a certificar los conocimientos de los especialistas en Ginecología y Obstetricia, Biología de la Reproducción, Urología Ginecológica y Medicina Materno Fetal. Recordemos que al terminar una licenciatura y una especialidad, la UNAM nos expide un título y la Dirección General de profesiones de la SEP otorga una cédula para poder ejercer legalmente dicha especialidad, pero sólo el Consejo Mexicano de Ginecología y Obstetricia certifica que dicho especialista esté actualizando sus conocimientos: de hecho y por reglamento, cada 5 años debemos recertificarnos, ya sea con currículo o con un nuevo examen.

Una vez revisado lo anterior, ¿qué debemos preguntarle al especialista en reproducción? Son varios los puntos que, en mi opinión, se deben discutir.

• El primero es, por supuesto, su experiencia en el manejo de estos casos, si se dedica a realizar sólo tratamientos de fertilización *in vitro* o si ejerce la Medicina Reproductiva (que incluye la Reproducción Asistida y la Cirugía Reproductiva).

• Otro punto importante es saber cuál es la tasa de embarazos del centro en donde se encuentra el especialista; si el lugar cuenta con las licencias sanitarias necesarias para realizar los procedimientos, así como con la acreditación de alguna institución, por ejemplo la Red Latinoamericanas de Reproducción Asistida. También a qué asociaciones pertenece el especialista, como por ejemplo la Asociación Mexicana de Medicina de la Reproducción (AMMR), American Society of Reproductive Medicine (ASRM), European Society of Human Reproduction and Embryology (ESHRE). Todas estas instituciones nos ofrecen la posibilidad de actualizar nuestros conocimientos, tanto en aspectos médicos como en los aspectos éticos y de tecnología de punta, para poder ofrecerles a los pacientes las mejores opciones de tratamiento,

• Un punto esencial a discutir es saber cuál es la causa de la infertilidad y cuáles son las opciones de tratamiento, así como qué porcentajes de éxito se obtienen con las diferentes opciones. Es decir, deben tener un diagnóstico y un pronóstico bien sustentado, para que los pacientes puedan tomar decisiones.
• Un aspecto fundamental es discutir los costos de los tratamientos. Debemos entender que el tratamiento de la infertilidad incluye todo un protocolo de tratamientos que se van realizando de una manera secuencial, y esto por supuesto implica tiempo y dinero, por lo que para no truncar un tratamiento, deben planear adecuadamente sus finanzas.

Es curioso, pero la infertilidad tiene poco tiempo de haber sido reconocida como enfermedad, y por lo mismo es de difícil aceptación por parte de los pacientes y de la sociedad. Incluso a veces es de difícil entendimiento por parte del personal médico.

Existen muchos hechos importantes en el transcurso de la Historia de la Medicina en relación a la infertilidad, pero a mi modo de ver el más importante fue en 1978, cuando en Inglaterra nació Louise Brown, el primer ser humano logrado con técnicas de reproducción asistida, específicamente fertilización *in vitro*. Ese hecho dio inicio al desarrollo tan acelerado que hemos tenido en los últimos años en estas áreas, ya que a partir de ahí se produjo una redefinición de muchos conceptos médicos y sociológicos y surgieron nuevas palabras que se agregaron a nuestro diccionario, como por ejemplo fertilización *in vitro*, vitrificación y crio preservación de óvulos y pre embriones, donación de óvulos y espermatozoides, madre subrogada, etcétera.

Con técnicas de reproducción asistida hoy en día se logra hasta el 15% de todos los niños que nacen en el mundo, y México no es la excepción. Los primeros pasos de estas técnicas se dieron gracias al trabajo de especialistas como el Dr. Hernández Ayup en Monterrey y el Dr. Gutiérrez Nájar en la Ciudad de México.

Actualmente en nuestro país se realizan aproximadamente 10 mil ciclos o tratamientos de fertilización *in vitro* al año, sin contar con las inseminaciones artificiales, las cirugías, etcétera.

Con todo y las cifras anteriores, todavía no llegamos al número de tratamientos que deberíamos alcanzar y esto tiene que ver con muchos aspectos, entre los cuales podemos mencionar la falta de difusión de estos temas, el poco acceso que se tiene a estos tratamientos por razones económicas, de disponibilidad de clínicas, desconocimiento de los médicos, la charlatanería, etcétera.

A partir de todas estas reflexiones y junto con el desarrollo de nuestro centro de reproducción elaboré un concepto en el que médicos interesados en el área de la infertilidad pudieran recibir apoyo, asesoría y capacitación en Biología de la Reproducción, ofreciéndoles así a las parejas una atención integral con costos accesibles, sin perder tanto tiempo y con un trato personal y humano. Este concepto se llama ahora Red Crea, Medicina Reproductiva.

La idea original fue instalar un centro de medicina reproductiva que ofreciera los diferentes tratamientos (reproducción asistida, cirugía reproductiva, etcétera) a costos accesibles pero con niveles de calidad únicos, y encargándose adicionalmente de difundir información sobre infertilidad en medios de comunicación, redes sociales, etcétera, pues es esencial que las parejas sepan que existen diferentes opciones médicas y científicas para tratar problemas de infertilidad.

Un punto fundamental es que Red Crea fuera un centro abierto a los ginecólogos interesados, ya sea para recibir capacitación (la cual se ofrece en forma constante) así como que los médicos pudieran acudir junto con sus pacientes, pues son ellos el contacto inicial con las parejas, son ellos los que les brindan la primera información que requieren y muchas veces son ellos los que ordenan los primeros análisis de diagnóstico y los tratamientos iniciales para cada pareja. Desafortunadamente los centros de reproducción son cerrados, es decir, no aceptan que acudan los ginecólogos al tratamiento con sus pacientes. Con esta manera de trabajar lo único que se logra es pérdida de tiempo importante para recibir el tratamiento adecuado.

Así es que con esta idea inicia en el año 2003 Red Crea Medicina Reproductiva como el único centro de medicina reproductiva, certificado de calidad ISO 9001-2008, con un programa de difusión continua, que incluyó el trabajo constante con medios de comunicación, la presencia de una revista, páginas web, redes sociales, una nueva aplicación para teléfonos celulares y, sobre todo, el estrecho trabajo con los ginecólogos afiliados a la red.

Hoy en día Red Crea Medicina Reproductiva es toda una realidad, con tasas de embarazo comparables a los de nivel mundial, con costos por demás accesibles, pero sobre todo y como siempre lo hemos dicho, con trato personal y humano. En Red Crea hemos atendido a más de 10,000 pacientes, hemos realizado más de 7,500 cirugías, más de 1,000 procedimientos de reproducción asistida y han nacido más de 1,000 niños gracias a técnicas de reproducción asistida y cirugía reproductiva, consolidándose como una de las instituciones con más credibilidad, resultados reales y solidez del país.

Además de las tareas de capacitación para médicos, biólogos y enfermeras, lanzamos una campaña para los pacientes llamada "Campaña por la fertilidad y los derechos reproductivos", que incluye tres ejes de acción:

1.- Derecho a la información
2.- Derecho a la atención médica adecuada
3.- Derecho a la protección con una ley de reproducción asistida (que hoy por hoy no existe en nuestro país).

Con una frase distintiva de esta campaña reconocemos que todo nuestro trabajo es en equipo, incluyendo a los pacientes, sin los cuales no tendríamos razón de ser.

Así como la planta del frijol, con un poco de ayuda tu sueño germina

Finalmente debemos recalcar que los mejores resultados siempre los hemos logrado con pacientes que insisten, que luchan y pelean por el objetivo, es decir, la constancia y la perseverancia son los dos factores más importantes para que, con un poco de ayuda, el sueño de nuestros pacientes germine y así lograr decir que todos podemos ser papás.

Anareli Olmos y Mauricio Toledo
Diagnóstico: Factor Masculino, obstrucción del conducto seminal

Estaban dispuestos a adoptar cuando…

Sus ganas de convertirse en padres y dar amor a otro ser llevó a esta pareja a pensar en varias alternativas, una de ellas la adopción.

Conforme pasaba el tiempo, el sueño de ser padres para Anareli y su esposo era cada vez mayor, pero por más que consultaban especialistas, nadie les daba una respuesta clara. Por fin llegaron con el doctor Carlos Maquita, quien analizó su caso y tras realizar exámenes, descubrió que el origen del problema radicaba en una obstrucción del conducto seminal de él, que fue afectado con anterioridad al someterse a una cirugía por presentar hernias inguinales y una escrotal, lo cual impedía el libre tránsito de los espermas y gradualmente afectó la calidad espermática.

El tratamiento a base de ácido fólico favoreció la calidad de los espermas, mientras que Anareli tuvo que ser preparada para recibir la transferencia embrionaria.

"El desgaste emocional para mí fue muy fuerte, cuando enfrenté una transferencia que no tuvo éxito lloré y sufrí mucho, pero gracias a que agotamos todas la posibilidades y al apoyo de mi esposo, realizamos más intentos hasta lograr el resultado esperado", comparte Anareli.

"El apoyo de nuestras familias fue incondicional, tuvimos la libertad de hablarlo siempre con ellos y eran los primeros en comunicarse con nosotros para saber acerca de los procedimientos, de cómo íbamos, qué nuevas noticias teníamos. Eso fue una gran motivación, fuimos una pareja muy cuidada y consentida", asegura la pareja.

La confianza y la honestidad con las que el doctor Carlos Maquita les habló acerca de sus posibilidades reales, hizo que la pareja agotara los recursos a su alcance para lograr el objetivo. La buena noticia del embarazo fue tomada con mucha precaución, ya que después de haber vivido un largo proceso no querían emocionarse de más, aunque por dentro estaban sumamente felices por haber logrado ese primer paso.

"Recuerdo que lo primero que se me vino a la mente al recibir la noticia del resultado de la prueba de embarazo, fueron aquellas palabras frías e insensibles de un doctor que me dijo¬ 'Señora, usted nunca podrá ser madre, piense en la adopción'. Deseaba tenerlo enfrente para demostrarle que no tenía razón y que sí lo había logrado", menciona Anareli.

Pero la lucha continuó para la pareja, ya que durante los primeros meses ella sufrió una amenaza de aborto que la obligó a permanecer en reposo absoluto el primer trimestre, lo cual los mantuvo preocupados, pero afortunadamente el resto del embarazo fue normal y la alegría absoluta llegó cuando, luego de la larga espera, tuvieron en sus brazos a su hija.

Actualmente llegó a la familia la cuarta integrante, ya que la pareja tuvo a bien criopreservar algunos embriones con el fin de volver a realizarse una transferencia que resultó exitosa al primer intento. Igual que en el embarazo anterior, los primeros meses fueron de reposo absoluto, pero la experiencia fue más placentera debido a que los temores, el estrés y la tensión eran menores.

La familia creció, al igual que el amor entre ellos, demostrando y dejando en claro que no hay que darse por vencidos nunca a pesar de los "no" por respuesta que puedas obtener.

Joshebed Guerrero y Luis Manuel Fuentes
Problema: Salpingoclasia previa aunada a factor masculino

"Endulzas pero no engordas", les dijo un médico poco ético

Aunque Joshebed y Luis Manuel cuentan con una alegre personalidad, durante la búsqueda por encontrar el médico indicado para resolver su problema, tuvieron la desagradable fortuna de enfrentarse a especialistas insensibles, como por ejemplo el que alguna vez le dijo a Luis Manuel que era "el perfecto Canderel, porque endulzaba pero no engordaba".

"Esta es una frase que nunca olvidaré de aquel médico poco ético, que por cierto pertenecía a una institución muy prestigiada, que nos aseguraba tener las tasas de éxito más altas", afirma Luis Manuel.

Después de la mala experiencia decidieron ir a otra clínica en la que la pareja no se sintió para nada cómoda, ya que la atención no estaba dirigida a ellos como personas, sino que percibieron que sólo se trataban de un expediente más, sumado a que el médico encargado de su caso no los recibió hasta la tercera cita. Esto desanimó muchísimo a la pareja y provocó que renunciaran a la institución para buscar otra alternativa, pasando así tres valiosos años.

"Durante el proceso nunca nos dimos por vencidos, únicamente sabíamos que no habíamos dado con la clínica ni el médico indicado. Lo que sí vimos es que muchas clínicas se han especializado en cobrar muy caro y en brindar una pésima atención", asegura la pareja.

En este tiempo de nueva búsqueda, Joshebed vio una entrevista realizada al doctor Carlos Maquita, lo que la impulsó a buscar más en Internet. Basándose únicamente en los comentarios que la gente hacía sobre él, descubrió que se trataba de un buen médico, con excelente reputación y con las características que ellos necesitaban: una buena persona, cálida y con excelente trato. A su vez, su esposo investigó por su lado y se enteró que se trataba de uno de los especialistas más reconocidos en nuestro país, lo que llevó a la pareja a poner nuevamente su confianza en alguien.

"Ahora que tenemos la oportunidad de conocerlo, sólo podemos decir que es un médico muy bueno, con excelentes resultados", afirman.

Después de entrevistarse con el doctor Carlos Maquita y comprobar los buenos comentarios, decidieron ponerse en sus manos y emprender así el nuevo reto de llevar al pie de la letra el tratamiento establecido para realizar una fertilización in vitro. Joshebed se sometió a inyecciones para estimular sus óvulos, mientras que Luis Manuel, a una dieta rica en hierro. "Yo odio el hígado, pero sin que mi esposa lo supiera lo comía diario, así como brócoli y otras verduras, pues me lo aconsejó el doctor, y efectivamente en los estudios previos a realizar el tratamiento sí se notó una mejoría en mis espermas", cuenta Luis Manuel.

El curso del tratamiento seguía hasta el momento de llegar a la primera transferencia, la cual no resultó exitosa, repitiendo el proceso un mes después, cuando tuvieron la fortuna de dar positivo en la prueba de embarazo. Ahora sí comenzaron una nueva aventura en la vida, un proceso que tampoco fue del todo fácil, pues al principio se enfrentaron con varias amenazas de aborto y una diabetes gestacional, la cual fue excepcionalmente tratada por la nutrióloga, quien forma parte del equipo de trabajo del doctor Maquita.

Dentro de un gran ambiente de emoción, la llegada del bebé se dio el 6 de enero del 2014 por medio de una cesárea, la cual transcurrió con normalidad y de manera rápida. La gran coordinación y el buen equipo de trabajo con el que cuenta el doctor, lograron que todo se desarrollara de una manera muy fácil.

Actualmente la familia se encuentra feliz de tener a un miembro más con ellos, y aunque la experiencia fue buena, la pareja no volvería a enfrentarse a este procedimiento, no por la cuestión médica, sino porque como familia se sienten completos, pues además de su pequeño son también padres de un adolescente de 17 años que, como ellos mismos mencionan, requiere igualmente de toda su atención.

"Después de ver a mi hijo y entender que para dar vida se necesita de tantas cosas, lo único que puedo decir es que le agradezco profundamente al doctor Maquita por habernos brindado sus conocimientos y experiencia para tener hoy entre los brazos a nuestro hijo. Soy enemigo de recomendar a un médico, pero al doctor Maquita lo he recomendado muchísimo y lo seguiré haciendo", platica Luis Manuel

diagnóstico y PRONÓSTICO

la clave del éxito

Saber dónde estamos parados y qué es lo que vamos a enfrentar nos ayudará a llegar a la meta más fácilmente y en menor tiempo.

Dra. María de Lourdes Flores Islas

Lo más importante es tener la certeza de lo que está pasando en tu cuerpo para que juntos encontremos la solución.

Ninguna persona está preparada para recibir la noticia de que no puede tener hijos. Hombres y mujeres crecemos con la idea de que una vez llegado el momento podremos procrear, e incluso antes de saber si somos fértiles o no, recurrimos a técnicas para prevenir un embarazo.

Pero cuando se desea tener hijos y esto se convierte en un objetivo más en la vida, darse cuenta de que no es fácil lograrlo se traduce en angustia, miedo y preocupación; el entorno psicosocial se percibe como hostil, la conducta de la pareja cambia aunque no lo perciban conscientemente; la idea de embarazarse se vuelve recurrente y obsesiva y al no lograr un embarazo, puede sobrevenir depresión y ansiedad.

Antes casi nadie lo platicaba, era un tema tabú y se mantenía oculto por el "qué dirán", sólo se suponía que tenían problemas de fertilidad aquellas parejas que llevaban mucho tiempo casadas y aun no tenían hijos, o las que se unieron muy felices y repentinamente se separaban sin causa aparente. La presión bajo la que se vivía debe haber sido mucha, pues además, era algo que no se podía contar ni a la propia familia, por el dolor y la vergüenza que causaría el hecho. Porque es cierto, para algunos grupos étnicos, el hecho de no tener descendencia, especialmente para el hombre, era y sigue siendo motivo de vergüenza. Entonces, las parejas que no lo lograban, terminaban por separarse. El hombre tenía la opción de casarse con otra mujer que le diera hijos, intentando de esta manera remediar el problema. He aquí el asunto. Si la otra mujer se embarazaba, todo estaba resuelto, pero si no resultaba y la nueva pareja tampoco se embarazaba, a pesar de ser obvio que el problema era del hombre, nunca lo aceptaban, la mujer usualmente era responsabilizada por la infertilidad. En nuestro país, en muchos pueblos sigue siendo un pensamiento habitual.

Tristemente, en la actualidad muchas parejas que necesitan atención, no acuden por ayuda especializada, a pesar de que ya contamos con opciones para resolver la mayoría de las dificultades para lograr un embarazo. Por ello, sigue siendo común observar cómo parejas que se casan muy ilusionadas con formar una familia, no logran sobrevivir al padecimiento de la infertilidad.

Se puede decir que se padece infertilidad cuando una mujer menor de 35 años, ha tenido vida sexual sin protección durante un año y no logra el embarazo. En mujeres mayores de 35 años, el periodo se disminuye a 6 meses. Es entonces cuando se deben tomar cartas en el asunto sin demora, ya que el tiempo perdido, puedes ser costoso en nuestra fertilidad.

Veamos cómo se encuentra el tema de la infertilidad en México en este momento: de acuerdo con el último reporte del Instituto Nacional de Estadística y Geografía (INEGI), en nuestro país existen 2.6 millones de casos diagnosticados con infertilidad y cada año se suman 180 mil casos nuevos.

Desafortunadamente, no todas las parejas llegan con el especialista indicado, es decir, no todas llegan con el experto en reproducción humana. De acuerdo al INEGI, las parejas que finalmente reciben atención especializada, tardan un promedio de tres a cinco años en ubicar al médico que les ayudará finalmente a resolver la infertilidad. Es de imaginarse lo difícil que resulta vivir a la deriva todo este tiempo y es obvia la compleja transición emocional que puede experimentar la pareja.

El problema de no tener un diagnóstico oportuno, es que, ninguno de los dos sabe quién es el responsable y puede ser que no lo quieran saber, es muy fácil ceder a la tentación de culpar al otro, o de no querer enfrentarse al diagnóstico. Sin embargo, este es el primer paso, tener un diagnóstico que le permita a la pareja saber que se debe hacer para resolver la infertilidad, aceptando que es un problema en conjunto, independientemente de cuál sea el factor que la causa. Dar el paso de tener un diagnóstico, puede llevar más tiempo del que nos podemos imaginar.

Estadísticamente la mujer y el hombre en la actualidad están involucrados en un porcentaje similar en las causas de infertilidad: 30% se deben a causa femenina; 30% a causa masculina, 20 a 30% causas combinadas, y 10% causa inexplicable. Pero no podemos hablar de "la culpa" de padecer infertilidad, los padecimientos que llevan a la dificultad para lograr un embarazo, son llamados "factores" y como tales se deben tomar.

La aceptación del problema y el hecho de pensar que ustedes puedan tener algo físico que impida el embarazo es difícil.

Las emociones transcurren desapercibidas o no, de esta forma la relación cambia y es necesario tener cimientos fuertes en ella para que continúe. Muchos experimentan frustración y su misma intolerancia ante tal hecho hacen que renuncien al objetivo de continuar juntos y terminan por separarse. Aquellos que continúan juntos tienen que ser más fuertes y estar convencidos que por más que, se desee un hijo, aman a su pareja y aceptarán cualquier desenlace.

El aspecto emocional tiene una función importante en el tratamiento de la infertilidad, si una pareja "niega" su padecimiento y por ello no se realiza los estudios de diagnóstico indicados por el médico, es imposible ofrecer cualquier solución. Si la pareja no acepta que hay un problema y se realiza un diagnóstico, no podrá aspirar a tener un tratamiento que le lleve a lograr el embarazo. Cada pareja es diferente, sin embargo, entre más rápido se tenga un diagnóstico, más rápido podrán acceder a la solución al problema de infertilidad.

En consulta he visto parejas que están instalados en la negación de tener un problema y no aceptan el diagnóstico que se les da. Muchas de estas parejas están conformadas por personas que van de especialista en especialista y piden una segunda o hasta tercera opinión, y pierden dos o tres años de su vida para después regresar y decir "vengo a retomar mi tratamiento"; he llegado a preguntarles qué han hecho en ese tiempo, y su respuesta es: "aceptarlo".

Cuando las parejas llegan al consultorio en una actitud de enojo, usualmente son individuos que se molestan por muchas de las cosas que se les dice o que ocurren en alrededor de la consulta, por ejemplo, por no iniciar en punto la consulta, porque hay más pacientes antes que ellos, por los costos de los estudios o tratamientos y por algo que he escuchado muchas veces: porque hay parejas a las que les es muy fácil tener hijos, mientras a ellos no. Saber reconocer cómo llega a consulta una pareja también ayuda en su tratamiento, los médicos que brindamos este tipo de atención debemos tener la pericia y el trato adecuado ya que se vuelven pacientes exigentes y demandantes de atención.

Las parejas que ya han aceptado que necesitan ayuda porque que tienen un problema y que nosotros los médicos podemos ayudarlos a resolverlo, tienen otra actitud, son cooperadores; con esto, ya llevan un buen tramo de su camino recorrido. Son parejas que siguen adecuadamente las indicaciones médicas y están al pendiente de lo que les hace falta para comenzar su tratamiento.

La infertilidad es una enfermedad como cualquier otra y en la mayoría de los casos, tiene solución; las parejas que la padecen no tienen por qué sentirse diferentes, ni sentirse menos que aquellas que no la padecen, así que no hay que lamentarse, sino poner manos a la obra para tratar cuanto antes el problema y no dejarlo avanzar.

El estudio de una pareja con problemas de reproducción no es complicado, no tiene por qué serlo, el diagnóstico está mundialmente descrito y existen protocolos ya definidos en los que se divide por partes el abordaje de la pareja, por lo que encontrar un diagnóstico y brindar un tratamiento pronto es posible. Basado en cinco factores, se puede encontrar diagnóstico para un 90% de los casos, 10% se diagnostica como de causa inexplicable, es decir que aparentemente todo está bien, sin embargo no se logra el embarazo. Veamos cuáles son esos factores y revisemos qué implica cada uno.

Los cinco factores que envuelven las partes del cuerpo involucradas en el desarrollo de un embarazo son:

- El uterino
- El hormonal o médicamente llamado endocrino ovárico.
- Tuboperitoneal o de las trompas uterinas.
- Cervical
- Masculino

Seguramente se han preguntado en qué consisten las evaluaciones médicas y tantos estudios con nombres tan raros que apenas se pueden pronunciar. Terminando este capítulo les serán tan familiares que ustedes mismos los podrán explicar.

Comencemos con la primera consulta: básicamente, el objetivo de la primera consulta es conocerlos y escuchar la problemática que los trajo, saber quiénes son y a qué se dedican –no porque sea obligatorio saberlo sino porque en estos pequeños detalles puede estar la clave del problema–. Cuando ustedes comentan qué es lo que hacen para llevar el sustento a sus hogares, en ocasiones encuentro actividades riesgosas que me pueden explicar u orientar en dónde está el problema, y así dirigirme hacia él sin rodeos. Veamos un ejemplo para que sea más claro:

Juanita llega a la consulta con su esposo Raúl, ellos tienen 35 y 40 años respectivamente, ella se dedica al hogar y su esposo trabaja en Pemex, en las calderas (sólo dijo eso) profundicé entonces el interrogatorio ya que había encontrado algo que me llamaba la atención; pregunté a Raúl qué temperaturas alcanzan las calderas, me respondió que soporta una temperatura de 40 grados centígrados durante más de 8 horas diarias desde hace unos 5 años más o menos. Con esta simple pregunta tengo casi 90% del diagnóstico; sé que los riesgos reproductivos que lleva Juanita en su casa limpiando no son los mismos que los de Raúl, cuya calidad seminal muy probablemente está afectada con esas temperaturas que soporta. Mientras el paciente da respuesta a una pregunta tan simple, el médico debe analizar los factores a considerar para llegar a un diagnóstico. En este caso en particular, pensaba "¿cómo puede afectar lo que ellos hacen a su función reproductiva?". El especialista en Reproducción Humana siempre enfoca sus preguntas al funcionamiento reproductivo. Es necesario explicar a los pacientes que las temperaturas extremas afectan la producción

> **Seguramente se han preguntado qué me van a hacer o en qué consisten las evaluaciones médicas y tantos estudios con nombres tan raros que apenas se pueden pronunciar, les aseguro que terminando este capítulo les serán tan familiares que ustedes mismos los podrán explicar.**

espermática, pues los testículos están fuera del cuerpo del hombre por la simple razón de que su temperatura debe ser inferior a la del resto del cuerpo, que oscila los 36-37 grados centígrados, por ello, saber que Raúl está expuesto a temperaturas extremas me orienta a suponer que puede haber una afectación en su función reproductiva. Deberé entonces orientar mi búsqueda a solicitar y corroborar con estudios la función testicular de Raúl, y de acuerdo con esto, se determinará el tratamiento que propondré.

Otro ejemplo de cómo una sola entrevista puede ilustrar nuestro diagnóstico: Patricia y Jonathan llegaron consulta cuando ella tenía 30 y él 31 años de edad; en la historia clínica, se descubrió que Patricia fue operada a los 19 años por apendicitis, su cirugía fue complicada y le dejó una cicatriz que ella calificaba como "muy fea". La cicatriz en la piel estaba por debajo del ombligo y medía unos 15 centímetros; por ese gran tamaño, se puede adivinar que la cirugía fue compleja, debido a que para extraer un apéndice la herida habitual es de unos 7 centímetros sobre el hueso de la cadera, llamado cresta iliaca. Es muy probable que al llegar al hospital el apéndice ya se había roto, causando peritonitis, que es la complicación más frecuente de este padecimiento. Patricia me confirmó la sospecha diciéndome "ándele doctora, me dijeron que tenía peri ... no sé qué, eso que acaba de decir", ese es uno de esos "nombres raros" que al volver a escuchar un paciente recuerda perfectamente.

Cuando una persona tiene una cirugía, la cicatriz no nada más se queda en la piel, los órganos internos cicatrizan también y en ocasiones forman adherencias o fijaciones entre ellos, los más frágiles e importantes desde el punto de vista reproductivo, son los ovarios y las trompas uterinas que con esta situación pueden estar torcidas, dobladas o sepultadas en una maraña de tejidos. En estas condiciones no pueden realizar su trabajo, lo que se traduce en una obstrucción tubaria como cuando las mujeres se ligan para no tener bebés. Estando obstruidas jamás permitirán la comunicación entre el óvulo y el espermatozoide y explica el por qué no se ha embarazado. En este caso, es importante enfocarse en corroborar el estado actual de las trompas y su funcionalidad con el fin de poder ofrecerles la mejor solución al problema.

Y así como estos ejemplos hay sinfín, por eso es importante que cuando acudan a consulta no omitan detalles, porque esto puede ser la diferencia entre tener un diagnóstico y perder el tiempo. En esta primer consulta se realiza la historia clínica investigando minuciosamente los pormenores de la pareja, por eso es muy importante que acudan los dos a consulta. La infertilidad es un problema en conjunto, no es de ella o de él, la presencia y el apoyo a la pareja es parte de la solución.

Pasando por cada uno de los antecedentes reproductivos de ambos miembros de la pareja llegamos a los antecedentes obstétricos, es decir, si han tenido embarazos y no se logrado tener un recién nacido vivo o si nunca se ha dado el embarazo; antecedentes infecciosos; historia en cuanto a tratamientos recibidos y visitas realizadas a otros colegas, es decir el camino que han recorrido para llegar al momento presente.

Muchas parejas presentan en la primera consulta estudios que se han realizado previamente, lo cual es un importante punto de partida para el diagnóstico y para no repetirlos innecesariamente. Si ya existe un avance, podemos partir de ahí. Una vez determinado esto, se puede comenzar con los estudios y el abordaje antes mencionado.

El primer estudio consiste en revisar físicamente a la mujer, porque en ella es que se realizará el 90% de los estudios y procedimientos, no porque la parte física masculina no importe. Para ello, durante la primera consulta debe realizarse un ultrasonido vaginal de la región pélvica, es decir, de los ovarios y de la matriz o útero. En ocasiones las mujeres acuden menstruando y se sienten incómodas por el sangrado, pero de hecho es el momento ideal para realizar este estudio, debido a que no están bajo ninguna influencia hormonal. Todo el instrumental debe ser desechable y al ultrasonido se le debe colocar un protector, también desechable, con un poco de gel. La duración promedio del estudio es de 5 a 10 minutos, y sirve para medir el útero, observar si tiene malformaciones o alguna situación anormal, así como para observar si dentro existen tumores, llamados miomas. También se valora una estructura interna llamada endometrio, que es el lugar en donde se hospedan los bebés y que debe ser lineal y muy delgado, sin alteraciones. Una vez que se ha revisado el útero, el siguiente paso es revisar cada uno de los ovarios, que en condiciones normales, se encuentran uno a cada lado del útero; son estructuras ovaladas de aproximadamente 3 centímetros, que contienen a los óvulos en su interior. En los ovarios, además de corroborar que las dimensiones sean las adecuadas, se busca descartar la presencia de tumores, quistes o algo que pueda afectar la fertilidad. Una vez terminado este estudio, hay que discutir los resultados y el resto de los estudios que serán necesarios para completar el diagnóstico y en qué condiciones se los tienen que hacer; preferentemente, se acordará la fecha de la siguiente cita.

La primera consulta es muy productiva, sirve para establecer antecedentes, factores de riesgo y orienta hacia el diagnóstico, sin embargo, aunque la causa parezca obvia, no deben descartarse los otros factores hasta que se completen todos los estudios necesarios, en muchos casos las causas no son únicas sino que son una mezcla de factores que afectan tanto a hombres como a mujeres.

Ahora explico el abordaje; recuerden que son cinco factores y de ellos puede derivar algún otro agregado.

Factor uterino

El factor el uterino, ha quedado estudiado en la primera consulta y a menos que haya encontrado algún dato que llamara la atención, será suficiente con esta revisión; veamos un ejemplo de cómo un factor uterino alterado puede ser la causa de infertilidad:

Susana y Mauricio llegaron al consultorio cuando tenían 33 y 36 años respectivamente, llevaban cuatro años buscando el embarazo y no habían solicitado ayuda. Esa era su primera revisión. En el interrogatorio no hubo datos que sugieran ninguna patología en ninguno de los dos, sin embargo durante la revisión pélvica de Susana, se observaba un tumor de 10 centímetros dentro del útero, que modificaba al endometrio. A pesar del mismo, Susana no tiene síntomas como dolor o sangrado anormal, pero la revisión establece una probable causa de no haberse embarazado. En este caso en particular una cirugía para extirpar el mioma era la solución del problema, aunque no debían descartarse el resto de los estudios, pensando que ese era el único factor causante de la infertilidad.

Es en este tipo de situación en la que una buena relación médico-paciente es necesaria. Hay que tener confianza en lo que su médico les explica, sentirse cómodos a pesar de la circunstancia, sin embargo no siempre es así. En el caso descrito, pueden presentarse dos caminos: en el primero se comienza a perder tiempo, valioso desde el punto de vista reproductivo, pues salen corriendo del consultorio porque ella no desea operarse y buscan una segunda opinión; pierden seis meses, o un año, para regresar y decir "bueno ya vi tres doctores que opinan lo mismo y ahora sí quiero operarme, ya vi que es necesario." Aquí se identifica una falta de comunicación entre el médico y Susana, tal vez no se le explicó claramente y ahora que regresa ya tiene otros factores asociados, ya no tiene 33 años sino 34 y en cuanto se recupere de la cirugía probablemente 35, lo que puede modificar el tratamiento necesario para lograr el embarazo. No se trata de sugerir que hay que dejarse operar por el primer médico que lo indique, más bien de hacerles saber que la consulta es suya, no sólo el médico debe obtener información para el diagnóstico; como pacientes, hay que solicitar toda la información para tener clara la naturaleza del problema, pedir al médico una traducción en palabras claras de su diagnóstico y del tratamiento, hasta lograr entender todo y aclarar las dudas, para sentirse cómodos y saber que el tratamiento sugerido es el adecuado. Para ejemplificar el caso contrario, pensemos en una pareja que entabló una adecuada relación con su médico, preguntaron todas sus dudas, investigaron en internet y solicitaron la cirugía. Menos de un mes después de realizado su diagnóstico, cuando Susana tenía aún 33, ya se había operado, se recuperó en seis meses y como el resto de sus estudios fue normal, logró embarazarse tres meses después de la recuperación, de tal forma que cuando Susana cumplió 35 ya tenía un hijo de un año. Así pueden ser los dos caminos diferentes.

Factor hormonal

El segundo factor es el hormonal, médicamente conocido como endocrino-ovárico. En este se debe estudiar si todas las hormonas de la mujer se encuentran en perfecta armonía, es decir, si cada hormona realiza la función que le fue asignada por la naturaleza o si hay algo que modifique su función.

Para diagnosticar el factor hormonal, el abordaje debe ser simple para evitar perder tiempo, se deberá solicitar la cuantificación de las hormonas que intervienen en la fertilidad y en caso de encontrar alguna alteración, profundizar sólo en las necesarias, además es una forma de cuidar el bolsillo del paciente. El estudio necesario para evaluar este factor es el perfil hormonal ginecológico, que consiste en obtener una muestra de sangre venosa de la mujer para cuantificar la cantidad de cada hormona en la circulación. Lo adecuado es tomar este estudio cuando todas las hormonas se encuentran en estado basal, es decir, en sus niveles más bajos, entre el segundo y el quinto día del ciclo menstrual, comenzando a contar como primer día en el que inicia la regla. Si el mismo estudio es tomado fuera de los días indicados, los valores no pueden ser interpretados y en ocasiones pueden darán erróneo.

Las hormonas que deben evaluarse, son la hormona folículoestimulante (FSH), hormona luteinizante (LH), la hormona estimulante de tiroides (TSH), el estradiol (E2) y la prolactina (PRL). Las que están involucradas directamente en la ovulación, son la FSH y la LH, sus valores normales deben ser menores a 10 y deben guardar una relación de 2 a 1 a favor de la FSH. El resto de las hormonas están involucradas de manera indirecta en el proceso de ovulación y debe guardar también una cierta armonía; si alguna de ellas está alterada, muy probablemente será la causa de una falla de ovulación. Al saber esto, la pareja puede definir las preguntas que le hará a su médico a este respecto.

Un consejo importante para tener en cuenta cuando son solicitados estudios hormonales, es no dejarse convencer de tomar ofertas en paquetes en los laboratorios de análisis clínicos, pues en ocasiones las pacientes regresan al consultorio con estudios de hormonas que no fueron solicitadas porque el laboratorio les hizo un paquete y tomó unas por otras o incluyó algunas que no se necesitarán, haciendo que en lugar de oferta, se realicen gastos innecesarios. Sólo deben realizarse los estudios solicitados por el médico, las otras no son necesarias.

Para ejemplificar este factor, comentaré el siguiente caso. Lucila y Salvador tenían 39 y 45 años cuando acudieron a su cita de primera vez, y deseaban saber la causa de no haberse podido embarazar después de 3 años de intentarlo. De acuerdo a la primera entrevista, lo único relevante era la irregularidad en los periodos de Lucila, ya que se le presentaba la regla cada tres o cuatro meses y a veces más tiempo; todo lo demás parecía normal y adecuado. Los resultados de sus estudios hormonales tenían los siguientes valores: FSH de 3 y LH de 7, el resto normal. Las dos tenían valores por debajo de 10 unidades, sin embargo, la relación 2 a 1 en los valores a favor de la FSH está invertida, la relación está a favor de la LH. En palabras sencillas, Lucila no ovulaba. Su tratamiento, en caso de que todo lo demás esté en equilibrio, consistirá en aplicarse medicamento que corrija estos valores y que provoquen la ovulación o la refuercen.

Otro estudio cada vez más importante es la cuantificación de una hormona llamada *antimulleriana*. Esta cuantificación puede realizarse en cualquier día del ciclo menstrual y será útil para conocer la reserva ovárica real, es decir, el tiempo fértil de que dispone una mujer.

Factor tuboperitoneal

El tercer factor es el tuboperitoneal, es decir, el que revisa el estado de las trompas de Falopio en general; como en el ejemplo de Patricia que vimos anteriormente, ella tenía antecedente de apendicitis complicada con peritonitis y muy probablemente las trompas obstruidas. Las trompas de Falopio son los órganos que comunican la cavidad del útero con los ovarios, es por donde transitan los óvulos para encontrar a los espermatozoides y los embriones para llegar al útero. Si este camino se encuentra bloqueado no hay rutas alternas, simplemente no hay paso y no hay embarazo. El estudio que se necesita para diagnosticar las trompas, se llama histerosalpingografía y se realiza terminando el periodo menstrual, porque es ese momento en el que se encuentra el útero limpio y permite el paso de material de contraste, que es lo que se utiliza. Cabe decir es el estudio más molesto para la mujer: si sus trompas están bien no habrá mayor problema, sólo un poco de molestia al momento de realizarlo, pero si son la causa del problema será doloroso, ya que la forma de realizarlo es introducir por vía vaginal una pequeña manguera llamada catéter en el cuello del útero. El estudio se realiza colocando un espejo vaginal para visualizar el cuello del útero y hacer llegar el catéter a su interior. Debe quedar fijo y esto se logra inflando un globo que trae en la punta para que quede atorado. Este paso es doloroso, una vez que se logra la colocación del catéter, se retira el espejo vaginal. Entonces, a través de este catéter se pasa medio de contraste, simultáneamente se inicia una sesión de tomas de rayos X del abdomen de la paciente en diferentes posiciones con el catéter puesto, para que se tomen impresiones que permitan observar si el líquido que está fluyendo por este catéter recorre el camino a través de las trompas de Falopio y alcanza la cavidad abdominal, lo que es lo normal, o queda atrapado en el interior del útero, lo que indica que hay obstrucción tubárica. Cuando el personal que realiza este estudio detecta resistencia al paso del líquido, deberá aplicar más

Por último a consideración de cada médico se encuentran una serie de estudios complementarios que deberán realizarse en la pareja de acuerdo a sus antecedentes y factores de riesgo.

presión para intentar liberar este obstáculo, lo que es aún más doloroso. En ocasiones lo logra, pero en otras tantas a pesar de la presión no se desbloquea el camino, esto indica que las trompas están obstruidas, lo cual es anormal.

Además de ser parte del diagnóstico, esto cambia radicalmente el tratamiento de la pareja, pero ¿qué puede ocasionar que las trompas se dañen e incluso se obstruyan? En el caso del ejemplo previo son las complicaciones postquirúrgicas en una cirugía de por sí complicada, no porque se haya hecho algo mal sino porque el mismo proceso de cicatrización ocasiona adherencias que pueden involucrar a las trompas modificando su funcionalidad. Sin embargo no es la única causa de que las trompas tengan este problema, otras, por mencionar algunas, son las infecciones mal tratadas, la endometriosis y en ocasiones son tan simples como alguna pequeña cantidad de moco o algún coágulo atorado que durante el mismo estudio de la histerosalpingografía logra removerse. He revisado a pacientes que después de realizarse este estudio logran embarazarse, son los menos de los casos, pero también llega a ocurrir.

Factor cervical

El cuarto factor es el cervical, un ejemplo de cómo puede afectar la fertilidad es el siguiente: Luis y Laura eran una pareja normal que decidió tener familia después de cinco años de casados, pero desde que se decidieron hasta el momento de su consulta de primera vez han pasado ya 5 años, Laura tiene ahora 36 y Luis 40. En la historia clínica el único antecedente que presentaban era que Laura padecía infecciones vaginales repetidamente, había recibido muchos tratamientos pero aún continuaba una y otra vez con el malestar y la presencia de infecciones. Se realizaron estudios y el resultado fue que Laura tenía múltiples infecciones por diferentes bacterias. A pesar de que Ella fue quien se realizó estudios, los resultados usualmente son compartidos, por lo que el tratamiento se enfocó en erradicar la infección en ambos. Al concluir un tratamiento por infecciones vaginales se deberán tomar nuevamente cultivos para asegurarnos que ya no están presentes esas bacterias, pero ¿cómo esas bacterias pueden entorpecer la fertilidad? La respuesta es que la colonización, que es la permanencia de una bacteria en nuestro organismo, causa una reacción inflamatoria severa en los órganos reproductores de la mujer, que entorpece el camino de los espermatozoides hacia el óvulo, pues se mezclan con las bacterias. La colonización puede causar cicatrización en las trompas de Falopio, obstruyendo definitivamente. Pero si la colonización no ha ocasionado ningún daño a los órganos reproductores, en ocasiones simplemente con dar el tratamiento antibiótico adecuado será suficiente para mejorar las condiciones tanto femeninas como masculinas y favorecer el embarazo.

Tenemos que considerar en este apartado todos los antecedentes que tengan que ver con el cuello del útero o cérvix , es decir, resultados de Papanicolaou, colposcopia, infecciones vaginales de repetición, múltiples tratamientos recibidos para estas infecciones, antecedentes quirúrgicos, tratamientos por lesiones debidas al virus del papiloma como criocirugías, electrocirugías, conizaciones cervicales, entre otras.

Para saber si el factor cervical es normal, es necesario tomar un Papanicolaou y cultivos cervicovaginales con búsqueda de tres bacterias principales cuyos nombres son *chlamydia tracomatis, mycoplasma hominis y ureaplasma urealitycum*. Ambos estudios se realizan de manera muy similar, se coloca un espejo vaginal y se toman muestras de los fluidos vaginales para llevarlos al laboratorio y cultivar la flora aislada, el resultado tarda hasta una semana en estar listo. Es importante decir que en ocasiones, estas bacterias son resistentes al tratamiento, por lo que a veces requerirán más de un antibiótico para su completa erradicación, pero lo importante es eliminarlas por completo.

Factor masculino

El último factor es el masculino. Tomaremos el ejemplo de Alejandra y Julio, quienes en el momento de la primera consulta tenían 27 y 33 años, se casaron hacía cuatro y nunca habían usado un método anticonceptivo. En la historia clínica Julio comentó que tuvo un accidente en motocicleta a los 17 años que incluyó golpes en el área genital. Hasta el día de la consulta era sólo un antecedente, sin embargo cuando obtuvimos los resultados de los estudios de la pareja observamos que todo estaba normal excepto el estudio de Julio, que mostraba diversas alteraciones que impedían de manera natural poder concebir un embarazo. Esta pareja requirió de una técnica de reproducción altamente sofisticada llamada inyección intracitoplásmica de espermatozoides (ICSI, por sus siglas en inglés), por la que son padres de unos gemelos.

El estudio empleado para evaluar el factor masculino, es llamado espermatobioscopía directa. Se realiza mediante la toma de una muestra de semen por masturbación, en el sitio en el que se analizará la muestra, en un área especial designada para tal efecto. Este estudio no es leído por una máquina, es personal calificado el que hace su interpretación. El estudio consiste en realizar un conteo espermático total, evaluar la movilidad y la morfología de los espermatozoides, para determinar su funcionalidad total. La única persona que puede interpretar el resultado, es el médico de la pareja. Aunque ya existen en las farmacias kits de análisis de semen, el estudio ideal es el realizado en un laboratorio especializado, y usualmente este laboratorio está en el centro de reproducción asistida en el que el especialista atenderá a la pareja. Los resultados dados por estos kits caseros nunca deberán sustituir la opinión de un experto en el área.

Por último, a consideración de cada médico se encuentra una serie de análisis complementarios que la pareja deberá realizarse de acuerdo con sus antecedentes y factores de riesgo; entre estos se pueden mencionar perfil de andrógenos, ca-125 que es una proteína que se encuentra más en las células del cáncer de ovario que en otras células, histeroscopía diagnóstica, que es una observación de la parte interna del útero, perfil torch, que corresponde a las siglas en ingles de toxoplasmosis, rubéola, citomegalovirus, herpes simple y VIH, así como otras infecciones como sífilis, e incluso puede solicitar laparoscopía diagnóstica, que es una cirugía para observar la cavidad abdominal cada uno de estos estudios está dirigido a una patología en particular. De manera un poco simplificada, este es el abordaje que toda pareja con problemas de fertilidad debe recibir.

Durante la primera consulta, el médico ya debe haber revisado el factor uterino, la pareja deberá salir de la consulta con las solicitudes para realizar los estudios correspondientes al factor masculino, hormonal y cervical, de tal forma que el único factor pendiente sea el tuboperitoneal, mismo que se estudiará tan pronto como se tengan los resultados de los análisis previos.

Si no existe alguna enfermedad que merezca alguna consideración o estudio complementario, el médico ya se puede sentar con los pacientes a discutir la causa de la infertilidad y cuáles son las probabilidades reales de que la pareja pueda tener un bebé. Todo el proceso no debe ser muy complejo, ni tardado, de acuerdo con los resultados se verificará si son candidatos a recibir ayuda con alguna técnica de reproducción asistida y se iniciará el tratamiento.

Definitivamente existen circunstancias que se escaparán de nuestras manos para prevenir la infertilidad, por ejemplo, las enfermedades heredadas, alteraciones anatómicas o procesos degenerativos, pero existen situaciones que pueden hacer la diferencia entre un embarazo y un problema de fertilidad y en las que podemos tomar cartas en el asunto.

En este tema me dirijo principalmente a los jóvenes que inician cada vez a más temprana edad su vida sexual, con las implicaciones que esto lleva como un mayor número de parejas sexuales, mayores cuadros infecciosos no diagnosticados o con deficiente tratamiento, embarazos no deseados, abortos (clandestinos o legales), repercusiones psicológicas. Todas estas situaciones, cuando no reciben ayuda, se van arrastrando a lo largo de la vida hasta el día en que deciden ser padres.

Es posible que estén cansados de escuchar las frases de "cuídate a ti mismo" y esas cosas, pero si deciden iniciar una vida sexual debe ser de manera responsable, tomando las precauciones necesarias y utilizando métodos anticonceptivos, preferentemente de barrera como el condón, pues aunque irónicamente no sabemos si el día de mañana habrá problemas de fertilidad o no, podrán prevenir la transmisión de enfermedades vía sexual o embarazos no deseados.

Tengan la confianza de acercarse con algún profesional de la salud para que los oriente sobre este tema, no se avergüencen de comprar anticonceptivos en la farmacia ya que es por su salud. El día de hoy sus padres se los agradecerán el día de mañana sus hijos también darán las gracias por haberse cuidado.

Tratamientos de reproducción asistida

Los tratamientos de reproducción asistida se definen como el conjunto de procedimientos clínicos y de laboratorio que buscan la fertilización cuando por los medios naturales no se ha logrado, es decir, asisten o facilitan el trabajo del óvulo y el espermatozoide para lograr la fecundación, así como la llegada del embrión a la cavidad uterina. Dichos tratamientos pueden ser sencillos o complejos (baja y alta complejidad). La elección del tratamiento depende del diagnóstico que tenga cada pareja, buscando siempre la técnica que brinde el mayor porcentaje de éxito.

Inseminación intrauterina

Es una técnica de reproducción asistida de baja complejidad que consiste en depositar directamente en la cavidad del útero una muestra concentrada de espermatozoides separados previamente del líquido seminal, mediante un procedimiento de laboratorio llamado capacitación espermática, en donde por medio de lavados y centrifugados se eliminan aquellos espermatozoides muertos o defectuosos haciendo un concentrado de los mejores, de tal manera que los espermatozoides tengan mayor posibilidad de llegar a las trompas de Falopio, fertilizar al óvulo y así aumentar la probabilidad de lograr el embarazo.
Existen dos tipos de inseminación intrauterina: homóloga cuando se realiza con el semen de

la pareja y heteróloga realizada con semen de un donador anónimo, cuando así se requiere.

Indicaciones
Factor masculino involucrado en el problema de fertilidad como en los siguientes casos:
• Eyaculación retrógrada
• Análisis de semen ligeramente alterado. Baja cantidad, movilidad y/o formas normales de los espermatozoides, volumen bajo del eyaculado y alteraciones inmunológicas
• Inseminación con semen de donador
• Impotencia o eyaculación precoz

Cuando la causa es de origen femenino como:
• Estenosis cervical (estrechamiento del cuello del útero)
• Alteraciones en el moco cervical
• Endometriosis leve
• Alteraciones en la ovulación
• Alteraciones o disfunción del coito: vaginismo (dolor durante la relación sexual)
• Infertilidad de causa inexplicable

Procedimiento
Se utilizan medicamentos para estimular la ovulación. Se inicia la aplicación a partir del día 2 o 3 del ciclo y hasta dos días antes de la inseminación. La duración de esta etapa es diferente e individual en cada mujer. El crecimiento de los folículos se mide por medio de ultrasonido transvaginal. Un crecimiento adecuado de los folículos determinará el mejor día y hora para la inseminación.

En el caso de una inseminación homóloga, el día del procedimiento, el hombre debe tener mínimo tres días y máximo cinco días de abstinencia sexual para colectar una muestra de semen y ser preparada en el laboratorio; este procedimiento puede demorar hasta dos horas. La inseminación se efectúa en el consultorio, sin anestesia y las molestias son similares a una exploración ginecológica habitual. Se utiliza una cánula especial muy delgada, estéril y desechable que se introduce a través de la vagina hasta llegar y atravesar el cuello uterino y de esta forma poder colocar la muestra de espermatozoides en el interior del útero. La paciente deberá quedarse recostada de 15 a 20 minutos después de la colocación de la muestra.

No se indica reposo absoluto y puede mantener vida sexual, evitar ejercicio excesivo y levantar objetos pesados. Después de 15 días se hace una prueba de sangre para verificar el resultado y dar indicaciones específicas.

Fertilización *in vitro* y transferencia embrionaria (FIV-TE)
Es un método de reproducción asistida de alta complejidad, cuya finalidad es que los espermatozoides fecunden los óvulos fuera del cuerpo de la mujer cuando están

imposibilitados para hacerlo en su sitio natural. Este procedimiento inicia con la estimulación ovárica para el desarrollo folicular; al momento en que los óvulos están listos se extraen del cuerpo y es en el laboratorio de gametos, en una incubadora, en donde se realiza la fecundación de dichos óvulos con los espermatozoides previamente preparados. Aproximadamente de 2 a 5 días después, los óvulos fecundados son transferidos al útero con el objetivo de que continúen su desarrollo hasta adquirir la capacidad de implantarse en el endometrio, que es la capa interna del útero de la mujer.

Indicaciones
Factor masculino moderadamente alterado como:
• Eyaculación retrógrada
• Impotencia
• Disminución en la concentración total de espermatozoides por mililitro de semen eyaculado
• Disminución en la movilidad de los espermatozoides
• Disminución en las formas normales de los espermatozoides

Factores femeninos
• Oclusión tubaria bilateral (obstrucción de las trompas de Falopio)
• Baja reserva ovárica
• Alteraciones en la ovulación
• Endometriosis moderada o severa
• Cualquier combinación de los factores mencionados
• Con 3-4 intentos previos de inseminación sin éxito
• Infertilidad inexplicable

Procedimiento
Al igual que en la inseminación, se utilizan medicamentos para estimular la ovulación sólo que en esta ocasión en dosis mayores, pues lo que se pretende es lograr que cada mujer ovule entre 8 y 15 óvulos por estimulación. Se inicia con los medicamentos el segundo día a partir de la menstruación hasta dos días antes de su extracción; este periodo es variable en cada mujer y puede durar entre 10 y 12 días. Una vez que los óvulos se encuentran con las características recomendadas para ser extraídos, se aplica un último medicamento que favorece su maduración y alrededor de 36 horas después de ser aplicado se realiza la extracción de los óvulos en el quirófano, por lo que la paciente debe presentarse en ayuno, ya que a través de la vena se aplica un sedante y se procede a la extracción de los óvulos, mejor conocida como "captura ovular". La punción se realiza vía vaginal, bajo la guía de un equipo de ultrasonido. Todo el líquido aspirado es enviado al laboratorio de gametos, donde el equipo de embriología identifica cada óvulo extraído para su procesamiento.

Cuando ya se cuenta con los óvulos en el laboratorio, se solicita la muestra de semen para la capacitación espermática (ver inseminación), los espermatozoides ya preparados se colocan en la concentración indicada alrededor de cada ovulo extraído y se espera el proceso de fertilización. 24 horas después de colocados los espermatozoides alrededor de cada óvulo se observa al microscopio que efectivamente hayan sido fertilizados y se vigilará su división celular. Una vez fertilizados sólo hay que esperar el momento idóneo para regresar al embrión o los embriones al útero materno. Ese procedimiento se conoce como transferencia embrionaria y se realiza dos, tres o cinco días después de la captura ovular, bajo guía ultrasonográfica localizando el lugar adecuado para que puedan anidar en el vientre materno.

Etapas
1. Estimulación de la ovulación
2. Aspiración folicular
3. Fecundación
4. Transferencia embrionaria

Inyección intracitoplasmática del espermatozoide al óvulo (ICSI)
Este método consiste en inyectar un espermatozoide directamente al óvulo con la ayuda de una pipeta de vidrio. Dicha técnica se utiliza especialmente en casos de severa infertilidad masculina. Esta tecnología también se usa cuando no se logra un embarazo con Fertilización in vitro convencional, además se puede utilizar en los casos en que el eyaculado no contiene espermatozoides, los cuales se pueden obtener quirúrgicamente de los testículos mediante una biopsia.

Indicaciones
Factor masculino severamente afectado:
• Disminución severa de la movilidad espermática
 Disminución severa de las formas normales espermáticas
• Disminución severa de la cantidad de espermatozoides por mililitro de semen
• Antecedente de vasectomía obteniendo espermatozoides con biopsia testicular
Causas de infertilidad de origen femenino
• Baja reserva ovárica
• Cuando falló una fertilización *in vitro* convencional
• Infertilidad de causa inexplicable
• Una baja cantidad de óvulos recuperados

Procedimiento
El tratamiento con ICSI es parecido a la fertilización *in vitro*. La estimulación ovárica, el

seguimiento folicular y la punción de folículos son iguales en ambos procedimientos. La diferencia se encuentra en la fecundación, la cual consiste en la inyección del esperma dentro del óvulo. Esta técnica aumenta la probabilidad de fecundación de los óvulos. La transferencia embrionaria es igual en los dos procedimientos.

Selección de espermatozoides (PICSI)

Es una técnica desarrollada como un paso previo para seleccionar espermatozoides útiles en el procedimiento de ICSI. Esta técnica consiste en colocar la muestra de semen previamente capacitado (ver inseminación) en una placa químicamente preparada con ácido hialurónico, para simular la cubierta del óvulo. Sólo los espermatozoides que quedan adheridos a esta placa son candidatos para la técnica de ICSI, esto permite mejorar la selección espermática, lo que se traduce en óvulos fecundados de mejor calidad e incremento de la tasa de embarazo.

Indicaciones

• Cuando hay fallo en un ICSI previo por baja calidad embrionaria
• Aborto de repetición con sospecha de causa masculina
• Pacientes con sospecha de alteraciones en el ADN espermático

Procedimiento

El tratamiento con PICSI es parecido a los anteriores. La estimulación ovárica, el seguimiento folicular y la punción de folículos son iguales en ambos procedimientos. La diferencia se encuentra en la selección del espermatozoide que será utilizado en la fecundación, la cual consiste en tomar la muestra capacitada de espermatozoides y colocarla en una placa con ácido hialuronico en donde sólo los mejores espermatozoides quedarán adheridos, de ellos se toma el espermatozoide que fecundará cada óvulo extraído utilizando la técnica de la inyección del esperma dentro del óvulo. Esta técnica asegura una mejor selección del espermatozoide. La transferencia embrionaria es igual en los dos procedimientos.

Eclosión Asistida

La eclosión asistida es una técnica relativamente nueva utilizada con el fin de ayudar a un embrión a su implantación en el útero. Durante las etapas iniciales de desarrollo, el embrión está contenido en una capa de proteínas, conocidas como zona pelúcida (membrana externa del embrión) la cual está diseñada para proteger al embrión hasta que llega a la etapa de desarrollo llamada blastocisto con el fin de que se implante en el revestimiento uterino. De forma natural, la zona pelúcida se va adelgazando gradualmente y en el día 6 del desarrollo embrionario se desprende de ella para poder adherirse al endometrio del útero materno y así, quedar implantado, a este proceso se le denomina "Hatching o Eclosión del Embrión". En algunos casos, y debido a diferentes causas, esta eclosión no se produce de forma natural y esto dificulta la salida del embrión y por ende la implantación. Para solucionar este problema en Red crea se ofrece realizar en ciclos de FIV o ICSI la técnica de eclosión asistida con laser como apoyo al proceso de implantación embrionaria.

Diagnóstico Genético Preimplantacional (DGP)
El Diagnóstico Genético Preimplantacional (DGP) es el estudio de los cromosomas de los óvulos fecundados antes de su transferencia al útero.

Indicaciones
• Cuando los padres sean portadores de una enfermedad hereditaria y relacionada al sexo del bebé
• Dos o más ciclos sin éxito de FIV-ICSI (fallas de implantación)
• Edad materna avanzada
• Historia de hijos o familiares con anormalidades cromosómicas (como síndrome de Down)
• Infertilidad Inexplicable
• Selección de sexo

Procedimiento
La pareja se debe realizar un tratamiento de FIV-ICSI, una vez fertilizados los óvulos, se espera a que los embriones formados dividan hasta seis a ocho células (día 3) para extraer una de sus células y analizarla en el laboratorio de biología molecular. Los embriones analizados permanecerán en cultivo hasta la obtención del diagnóstico genético. Sólo serán transferidos aquellos embriones que durante el análisis hayan resultado normales.

Biopsia testicular (para obtener espermatozoides)
Este método se utiliza cuando no se encuentran espermatozoides en la eyaculación (azoospermia) y se debe a una afección del testículo, la cual impide la producción de espermatozoides. Esto también sucede cuando existe una obstrucción en el ducto espermático que impide que los espermatozoides lleguen al líquido de eyaculación. Un ejemplo de lo anterior es la vasectomía. Con este procedimiento se puede determinar si existen espermatozoides útiles para usarse en combinación con ICSI.

Métodos de preservación de embriones
Este método permite que los embriones obtenidos en un primer intento de FIV o ICSI y que no se utilizaron, puedan ser conservados para intentos posteriores de embarazo. También se utiliza este método cuando en ese ciclo no se realizó la transferencia embrionaria por alguna contraindicación y se planeó su transferencia posterior. Sólo serán candidatos a preservación aquellos embriones que cumplan con las características requeridas para el procedimiento, es decir que tengan una calidad óptima para preservarse. El proceso de congelación, al igual que el de descongelación, implican un enorme estrés para los embriones, por esta razón es probable que no todos sobrevivan. Las técnicas de crio-preservación se pueden dividir

en protocolos lentos (congelación programada o lenta) y protocolos rápidos (vitrificación o congelación rápida). En los últimos años, las tasas de gestación con embriones crío-preservados son cada vez más cercanas a las obtenidas con embriones frescos.

Criopreservación

Los embriones se pueden conservar varios meses o años, congelándolos a temperatura de -196°C. A través de un proceso de laboratorio se introducen las células en un líquido especial y con la ayuda de un aparato computarizado se baja la temperatura gradualmente hasta llegar a la deseada.

Para el almacenamiento se utiliza nitrógeno líquido y se guardan las células a la temperatura correspondiente en viales y en un tanque especial. De esta manera se pueden conservar los espermatozoides y embriones sin alterar su estructura.

Vitrificación

La vitrificación es una técnica que consiste en reducir la temperatura a la que se expone el embrión, de 22° C iniciales a -196° C de una manera súbita, tan rápida que la velocidad de enfriado es de 23.000 grados por minuto, a diferencia de las técnicas tradicionales donde la velocidad oscilaba entre los -0.3 y los -2° C. Es necesario incubar los ovocitos en una solución con alta concentración de crioprotector que evite los daños producidos durante la vitrificación, e inmediatamente después los ovocitos se introducen en nitrógeno líquido.

La vitrificación es una congelación ultrarrápida de embriones, que tiene altos índices de recuperación de los mismos.

Métodos de preservación de la fertilidad

Estas técnicas son utilizadas en casos en que se desea postergar la maternidad o paternidad ya sea por decisión personal o por problemas médicos, tales como el cáncer.

Criopreservación de espermatozoides. En esta técnica se realiza el procedimiento de congelación lenta de los espermatozoides. Se recomienda congelar al menos 10 muestras de semen por cada paciente, tratando de asegurar de esta manera una mayor probabilidad de embarazo. El paciente previamente se debe someter a varios análisis de laboratorio y evaluación médica. Idealmente las muestras se deben obtener por medio de masturbación y con intervalos de uno a dos días. Las muestras se pueden conservar durante varios años.

Vitrificación de ovocitos. Con esta técnica, se pueden congelar óvulos obtenidos con estimulación ovárica, similar a la de una fertilización *in vitro*, sólo que después de la captura ovular, los ovocitos recuperados se congelan de inmediato con técnica de congelación rápida (vitrificación), la cual ha demostrado una mejor recuperación de óvulos.

Donación de ovocitos. La donación de óvulos se aplica a parejas en donde la mujer produce óvulos de muy mala calidad (baja reserva ovárica), ya no los produce (falla ovárica) o simplemente no tiene ovarios. Con frecuencia estas condiciones se deben a razones genéticas, enfermedades progresivas como la endometriosis, quirúrgicas o por tratamientos para el cáncer. También la donación de ovocitos está indicada en mujeres portadoras de enfermedades graves que pueden ser heredadas a los hijos y al utilizar óvulos de otra persona se evita esta transmisión. Los ovocitos donados son fertilizados con los espermatozoides de la pareja de la receptora.

Las terapias médicas en estos casos están destinadas a hacer posible la maternidad en una mujer, aunque genéticamente no sea la madre. Al igual que con la donante de ovocitos, la receptora puede acceder a ello en forma anónima, es decir, que su identidad es desconocida para la donante y viceversa. También puede realizarse con una donante conocida para la receptora, con frecuencia una familiar cercana.

El proceso de selección de mujeres donadoras incluye una evaluación médica con búsqueda intencionada de enfermedades de transmisión sexual, una selección genética y una evaluación psicológica, pero sobre todo un adecuado proceso informativo para garantizar que la donante es consciente de todos los aspectos relevantes del tratamiento.

Las donantes deben tener un buen estado de salud y plena capacidad de decisión.

Existen dos tipos:

• Familiares de pacientes receptoras
• Profesionales anónimas para pacientes receptoras anónimas

TESTIMONIO

Margarita Arredondo
Diagnóstico: Endometriosis

Dos bebés y rompieron membrana a los 6 meses

Después de cinco años de matrimonio, Margarita y su esposo no lograban embarazarse, pese a que ella ya había buscado ayuda profesional en Puebla, lugar donde radicaba. "Durante esta etapa no pude encontrar a un especialista que me pudiera diagnosticar, considero que eso nos hizo perder tiempo".

Aunque la pareja nunca tuvo problemas personales por la tardanza en la llegada del embarazo, dicen sí haber experimentado la presión social y de su entorno familiar, lo que a largo plazo –como destaca Margarita– sí provoca estragos en los sentimientos y puede llegar a atormentar.

Por cuestiones laborales, la pareja tiene que regresar a vivir al Distrito Federal, y por recomendación de una persona Margarita conoce al doctor Carlos Maquita, quien de inmediato le proporciona un diagnóstico y le ofrece el tratamiento adecuado para su caso, el cual en primera instancia se trató de una cirugía laparoscópica que confirmaría la endometriosis y, posteriormente llevar un proceso de preparación para una inseminación, Margarita se sometió al proceso, el cual al primer intento resultó exitoso.

"Desde el momento que realizamos en casa la prueba de embarazo y vimos que era positiva, la alegría nos embargo por completo, ya que estábamos muy deseosos de ser padres. Recuerdo que ese día brincábamos de alegría."

Al entrevistarse con el doctor se enteraron que eran muy afortunados, ya que pocos son los casos en los que al primer intento resulta positivo el embarazo, pero su sorpresa fue aún mayor al descubrir que su dicha era doble, ya que el embarazo que vivirían sería gemelar. Pero eso no fue todo: al poco tiempo supieron que el sexo de los bebés eran masculino y femenino.

El embarazo transcurría con normalidad y una nueva sorpresa embargó a la pareja: justo a los seis meses de embarazo se rompió la membrana de uno de los bebés, y Margarita tuvo que ser intervenida de emergencia.

"Esa experiencia fue muy fea. Por distintas circunstancias, tuve que ir a un hospital público donde los médicos no me daban esperanzas de que mis bebés sobrevivieran, y me decían que yo era la prioridad porque los bebés estaban muy pequeños", comparte Margarita.

Recuerda que una semana antes de que los bebés nacieran, el doctor Maquita le había puesto inductores de maduración para los pulmones por la misma razón de que se trataba de un embarazo gemelar que no llegaría a las 40 semanas, lo que considera Margarita, fue lo que le salvó la vida a sus hijos.

"La estancia en el hospital fue muy complicada, estuve un par de días en los que me pusieron otro inductor de maduración, llegó el día de la cesárea y por suerte mis hijos respiraron por sí mismos", platica Margarita.

Aunque los bebés nacieron muy pequeñitos –la niña pesó 760 gr. y midió 30 cm., mientras que el niño midió 33 cm. y pesó 960 gr.– y tuvieron que permanecer alrededor de mes y medio en incubadora, siempre se mostraron fuertes. Pero eso no fue todo, porque al salir del hospital, los cuidados con otros especialistas tuvieron que seguir, ya que tanto neumólogos y cardiólogos debían estar pendientes de su buen desarrollo, etapa que afortunadamente duró pocos meses para después hacer su vida normal.

Actualmente, los hijos de Margarita son unos niños inquietos de 4 años y medio, que cuentan con una excelente salud, asisten al kínder y han resultado cómplices inseparables de juegos y una que otra travesura, para alegría de la familia.

Aceptar la

INFER

TILIDAD

Nunca estamos preparados para recibir noticias como ésta. No obstante, tener información nos ayudará a enfrentar cualquier cosa.

Mtra. en Psicología Gabriela Emma García Soto

"No tenemos que derrumbar nuestros sueños, sólo hay que derrumbar las barreras que nos impiden cumplirlos."
Anónimo

A lo largo de nuestra vida nos enfrentamos a una serie de retos; desde muy pequeños encontramos obstáculos que usualmente podemos librar, por ejemplo, aprender a caminar, dominar nuestro idioma, comprender y aplicar correctamente las matemáticas, tener novio o novia, sobreponernos a los embates emocionales que significan las desilusiones, escoger y terminar una carrera, encontrar un trabajo, comprar nuestras cosas, comenzar una vida en pareja, etc. Cuando tenemos dificultades hay diversos estilos y formas para resolverlas y siempre, si hay quien a nuestro alrededor se preocupa por nosotros, habrá palabras de ánimo para no darse por vencido. Incluso un discurso recurrente de las familias, de los profesores y de los libros de superación personal, es que "sólo se debe decretar algo para lograrlo", que todo depende de uno mismo y que la respuesta está "dentro de uno".

Pero con la infertilidad, no es el caso. A veces no basta soñar con ese hermoso bebé que tendrá nuestros ojos y la boca de nuestra pareja, esa hermosa nena que tendrá el cabello del mismo color que uno y bellas manos. Después de intentarlo una y otra vez, la infertilidad no es algo que nada más con decretarlo desaparezca.

Necesitar a un médico para lograr un embarazo, es decir, padecer infertilidad, no es algo con lo que fantaseemos. Además, la educación sexual que se da en la casa y en la escuela está enfocada a "no quedar embarazados", dando por hecho que lo podremos lograr sin lugar a dudas. Por ello la infertilidad es una experiencia para la que difícilmente estaremos preparados.

Pero, ¿qué hacer para enfrentar la dificultad de embarazarse?

Primero que todo, se debe aceptar que se tiene.

Padecer infertilidad es una condición médica. Sin embargo, para muchas personas puede resultar una experiencia perturbadora e inquietante, que las enfrenta con las decisiones o experiencias de su pasado (haber decidido tomar anticonceptivos, haberse practicado un aborto, haber empezado la vida sexual a temprana edad, etc) y con los valores que la familia pretendía haber inculcado, las separa de sus amigos y familiares más cercanos y les hace pasar por profundos sentimientos de enojo y dolor emocional.

Para poder vivir de manera adecuada todo lo que conlleva esta experiencia no hay una receta universal, pero les servirá saber que los sentimientos y los cambios emocionales que ustedes están experimentando son muy comunes, y algunas cosas básicas podrán ayudarles a no afectar las relaciones con los demás y con ustedes mismos, para evitar así, además de las obvias molestias físicas que puede traer el padecimiento, problemas emocionales que, en cierta medida, se pueden prevenir.

Muchas parejas recorren largos caminos antes de saber con certeza que padecen infertilidad. Han sido presas de médicos que no son especialistas, que los mantienen con tratamientos que no funcionarán pues no son los indicados, incluso muchas veces, sin tener un diagnóstico certero. Por ello, para muchas parejas el camino recorrido durante el padecimiento será percibido como un largo trecho, que no llevó a ningún lugar, con mucho dinero malgastado y médicos fraudulentos o incapaces que, en realidad, no ayudaron.

Lo primero que deben hacer para evitar pasar por la dolorosa sensación de haber sido engañados o maltratados, es elegir al médico adecuado para realizar su diagnóstico y tratamiento, tal como se vio en el capítulo "Cómo elegir a tu médico".

El especialista correcto para tratar problemas de infertilidad es el biólogo de la reproducción y, preferentemente, que pertenezca a un centro de fertilidad en donde puedan realizarse todos los estudios y procedimientos para evitar seguir desperdiciando tiempo y recursos.

Una vez que están con el especialista en biología de la reproducción, piensen que el correcto para ustedes es aquel que, cuando lo van a ver, los hace sentir tranquilos y cómodos en su presencia, responde sus dudas y los manda a casa con la idea de que van avanzando por un rumbo certero. Una vez en manos profesionales podrán sentirse parte de un equipo con el que trabajarán para tratar de resolver las dificultades que les impiden el embarazo: sólo así podrán concentrarse en las cosas que realmente corresponde a ustedes resolver y será una experiencia mucho menos estresante.

El punto de partida real en su camino por la reproducción asistida es el diagnóstico.

Muchas parejas se sienten asustadas cuando intentan embarazarse sin éxito y evitan hablar sobre el tema o ir al médico, para no enterarse de malas noticias; incluso algunas hablan del miedo que causa saber que tienen algún problema. Sin embargo es mucho más fácil referirse a algo si podemos llamarlo por su nombre. Por ejemplo, tener endometriosis, teratozoospermia u obstrucción tubaria bilateral les permitirá aceptar que hay algo que deberán resolver para poder lograr el objetivo de tener un hijo. Dejar de hablar o tratar de no pensar en el problema de la infertilidad no lo desaparece.

En repetidas ocasiones he escuchado a mis consultantes decir que no se han realizado los estudios porque son molestos y temen enterarse de que algo está mal. Deben saber que el equipo del centro de fertilidad está familiarizado con cada una de las sensaciones o temores que las parejas presentan y tratarán de hacerlos sentir lo más cómodos posibles para que se realicen cualquier estudio, pues todos saben que para poder atender correctamente a la pareja debemos saber qué es lo que padece.

Una vez que tenemos un diagnóstico será mucho más fácil relacionarse con el dilema, siempre a partir de que el problema no somos nosotros, sino un padecimiento médico que se puede atender.

La infertilidad, un visitante inesperado que llegó sin avisar

Cuando se recibe el diagnóstico de infertilidad, la vida entera se trastorna. Tenemos una serie de cambios que aumentan los gastos imprevistos, cambian las actividades físicas, disminuye la libido, la intimidad se ve invadida por un elemento ajeno.

Saber que se padece infertilidad es igual a haber recibido a un visitante inesperado y no invitado en nuestra casa, es más, un invitado inesperado que se acuesta en medio de los dos en la cama. La respuesta que cada uno en la pareja tiene a esta especie de invasión puede ser muy diferente y, si no se acepta adecuadamente, podrá perjudicar la relación de pareja, las relaciones con la familia y en general, la calidad de vida.

Para aceptar la infertilidad debemos darle la bienvenida a nuestra vida; aunque llegó sin avisarnos, ocupará un lugar en nuestra pareja e historia de vida.

Recibir una mala noticia no es cosa fácil para nadie; sólo pensar en "infertilidad", "tratamientos" y "no lograr embarazarnos" puede resultar hasta aterrador. La mente comienza a trabajar de modo diferente a como estamos acostumbrados y usualmente se siente inseguridad, miedo, enojo, impotencia, llegan preguntas que no pueden responderse, etc. Al recibir la noticia es muy recomendable que se den unos días (digamos una semana) para poder pensar y sentir de manera personal sus propios temores, sus expectativas y las cosas personales que se quieren platicar. Durante estos días habrá que darse oportunidad de sentir y dejarse llevar. Todos los pensamientos y preguntas son completamente entendibles y normales. Las sensaciones y emociones que llegaron a ustedes al recibir la noticia son totalmente naturales.

Las emociones por sí mismas son sanas y lo mejor para nuestro cuerpo es sentirlas y dejarlas estar, incluso es sano tener la sensación de injusticia, ya sea porque estaban en el mejor momento de su relación, o a punto de comprar su casa, porque sentían que estaban en un momento de equilibrio global, o por el contrario, porque los momentos que estaban viviendo en pareja, ya fueran económicos, personales, familiares o profesionales, no eran los mejores. Aunque a decir verdad, nunca habrá un "mejor" momento para recibir esta noticia.

Así que para avanzar en este proceso, lo mejor es dejarse fluir con cada emoción, cada miedo, cada inseguridad, cada sentimiento y cada dolor, tomándolos como naturales y necesarios para poder resolver la situación que están viviendo. Pero ninguno de los pensamientos que lleguen debe hacerlos sentir culpables, avergonzados, malas personas, castigados o merecedores de estar viviendo la infertilidad. Recuerden que la negación, el miedo y la ira, son normales ante cualquier diagnóstico médico no favorable y que esto de ninguna manera cambiará las personas que han sido hasta el momento de recibir la noticia.

Para aceptar la infertilidad debemos darle la bienvenida; aunque llegó sin avisarnos, ocupará un lugar en nuestra pareja e historia de vida. También debemos recibir las emociones que causó el diagnóstico, pues sólo al aceptarlas se podrán disipar, para permitirnos seguir con lo que viene adelante, tanto en la parte médica, como en la personal. Si las ocultamos, las ignoramos o creemos que no tienen razón de ser, cobrarán fuerza y traerán mucho más dolor y sufrimiento.

Después de pasado este periodo (esa semana que se dieron para vivir las emociones), planeen una cita para platicar en pareja, preferentemente fuera de casa, en un lugar tranquilo y que les permita hablar libremente. Dense al menos media hora, con reloj en mano, para que cada uno pueda hablar del proceso que han estado viviendo. Comuníquense sincera y abiertamente todas las sensaciones y preguntas que surgieron. Abran los oídos y el corazón para escuchar y sentir las emociones de su pareja, cada una es normal y entendible.

A pesar de lo sencillo que parece este ejercicio, muchas parejas lo encuentran muy difícil de realizar, pues no es fácil ver sufrir a la pareja o escucharla hablar de las cosas que duelen; sin embargo, vale la pena saber lo que uno y otro piensan y sienten respecto al padecimiento de la infertilidad, ya que es la única manera de poder saber cómo actuar y cómo enfrentar de manera conjunta lo que estarán viviendo con los tratamientos. Darse la oportunidad de hablar permitirá conocerse mejor y estrechar la relación de pareja para que esté blindada a prueba de todo lo que emocionalmente podrá producir la infertilidad.

La mujer es quien padece más impacto emocional

En casi todas las sociedades y culturas la maternidad se constituye en un elemento central de las ideas y representaciones de la mujer; va configurando sus sentimientos y expectativas respecto a su identidad, mucho tiempo antes de que el hecho se presente. Para entender el impacto de la infertilidad para las mujeres debemos entender primero la maternidad. Este concepto abarca desde el "instinto maternal", que se va inculcando desde muy pequeñas, con las muñecas y elementos en miniatura de enseres domésticos que involucran el cuidado de los demás, así como la protección y atención de los hermanos menores. La maternidad y el ser madre implica desde la pérdida de la virginidad y el inicio de las relaciones sexuales, la concepción, la experiencia del embarazo, el amamantar y la posterior crianza, que se convierte en una experiencia que compromete todos los aspectos de la realidad de las mujeres, de su pareja, de su familia y del medio social al que pertenece.

En la identidad de la mujer, entonces, el deseo de la maternidad es un factor que se va conformando a través de su historia personal y que involucra usualmente el entorno social, que valora predominantemente a la mujer como madre en relación con otras esferas de su vida que la identifican como persona. En otras palabras, las mujeres somos educadas, sobre todas las cosas, para ser madres.

La valoración de la mujer está ligada con el funcionamiento de su cuerpo, y su desarrollo está relacionado con el avance de su reloj biológico, así como con la adecuada función reproductiva y de su útero. El útero es ese órgano privilegiado asociado al calor, la protección y el bienestar, características que son conferidas también a la mujer, quien con la maternidad cumple con su función biológica e histórica y se significa como la cuidadora perpetua de cada uno de los miembros de su familia.

Por todo esto, cuando la noticia de la infertilidad es conocida, la mujer suele manifestar mayores niveles de estrés, ansiedad y depresión que los varones, sin importar si el factor que no les permite ser padres es femenino o masculino. Sin embargo, si el que afecta es el factor femenino, las mujeres suelen presentar mayores niveles de estrés físico y psicosocial, en relación con los hombres con factor masculino de infertilidad.

De la misma forma, llegar al diagnóstico certero puede constituir un mayor estrés para la mujer, pues significa una mayor invasión y molestias para su cuerpo. Para poder saber qué es lo que está pasando, la mujer debe pasar de manera inicial por una extracción de sangre para realizarse estudios hormonales, el paso de líquido irritante en el útero y las trompas de Falopio para saber cómo se encuentran internamente, revisión por medio de ultrasonido transvaginal, exudados vaginales, etc. Estos estudios son molestos e invasivos y antes siquiera de saber qué está pasando, la infertilidad constituye para la mujer un mayor impacto físico y personal.

Cuando el factor femenino es determinante de la infertilidad es concebida por la mujer como una "falla" de su cuerpo en algún sentido, "fallar" a su labor biológica, a su labor familiar y a su labor social.

Es muy importante dejar bien claro que, de acuerdo con numerosos estudios, no hay evidencia suficiente para asegurar que los factores emocionales que vive la mujer pudieran afectar su fertilidad de manera tal que le evitara concebir. Niveles de estrés altos, tales como los vividos por atletas de alto rendimiento en momentos previos a competiciones importantes o de bailarinas de ballet durante intensas giras, sumado a su bajo índice de grasa corporal, podrían resultar en una falla temporal de la ovulación, que suele revertirse cuando los niveles de exigencia y estrés bajan.

Comúnmente en el consultorio hombres y mujeres me preguntan si debido al estrés por la infertilidad, la mujer que pudiera estar "bloqueándose" o "saboteándose" para no lograr el embarazo. Muchas personas alrededor de la pareja afirman, como si fuera una verdad, que si se relajan o se olvidan de su búsqueda "obsesiva" por lograr un embarazo, el día menos esperado podrán conseguirlo: a esto responde también la sugerencia (que también los médicos no especialistas hacen) de irse de vacaciones a ver si en ese tiempo "pega". Incluso los varones, cuando van a la consulta, me piden que le explique a su pareja que, si se relaja, tal vez se embarace, y aunque el estrés puede afectar algunos procesos biológicos, la pareja que padece infertilidad debe tratarse médicamente; no conseguirá el embarazo sólo con relajarse.

El embarazo "espontáneo" y aun aquel que se ha logrado de manera asistida, es un proceso biológico determinado por una cantidad de factores hormonales, fisiológicos y temporales, perfectamente coordinados entre un hombre y una mujer. Las mujeres comunes, como la mayoría de las que leerán este capítulo o quien lo escribió, difícilmente experimentaríamos niveles de estrés tan altos y desequilibrantes como para inhibir la ovulación o considerar desajustes hormonales determinantes para la fertilidad. Basta pensar en situaciones tan estresantes como las que viven mujeres violentadas, privadas de la libertad, violadas o con carencias alimentarias o situaciones de vida paupérrimas, para poder imaginar los niveles de estrés que viven algunas mujeres que, sin embargo, quedan embarazadas aun en contra de su voluntad.

Durante más de 15 años que tengo de experiencia en el área de la reproducción asistida, solamente una vez he trabajado con una mujer que después de ocho años de infertilidad, a los 34 años, sin haberse sometido todavía a ningún tratamiento de reproducción asistida y habiendo tenido un proceso terapéutico de casi cuatro meses, se embarazó sin ninguna estimulación hormonal extra. Cuando nos enteramos que estaba embarazada, ella me dijo, "qué bárbara, creo que me exorcizaste"; sin embargo, antes de escuchar latido cardiaco, el embarazo se perdió.

Cuando llegué a esta área, mi fantasía, ilusión y desconocimiento, me hacían pensar que con un gran tratamiento psicoterapéutico iba a embarazar a la mayoría de las pacientes que llegaran al centro de fertilidad. La experiencia me ha hecho saber que el tratamiento psicoterapéutico y el acompañamiento emocional ayudarán a mejorar el comportamiento hormonal global de la mujer y por ende, podría ayudar a mejorar el rendimiento hormonal durante la estimulación, ayudará a la pareja a vivir de manera mucho más relajada el tratamiento, disminuir los niveles de ansiedad y el malestar emocional asociado al mismo y a evitar dificultades relacionadas con éste; de la misma forma, le permitirán tomar decisiones informadas y conscientes sobre la evolución de su tratamiento.

Los niveles de ansiedad de las mujeres que padecen infertilidad o los de sus cónyuges suelen ser elevados, pero, ¿qué quiere decir esto? La ansiedad es un conjunto de respuestas emocionales y corporales que se traducen en una sensación de desasosiego o malestar emocional a causa de una experiencia vivida o de la percepción de esta experiencia como desagradable. Usualmente, la infertilidad se asume como una experiencia de vida desagradable e inesperada.

La mujer suele vivir de manera cotidiana niveles de ansiedad más elevados que el varón y el caso de la infertilidad no es la excepción. En nuestra sociedad, las mujeres son educadas para cuidar y reconfortar, sin embargo, una ventaja a este respecto es que también tenemos mayor libertad para poder expresar las emociones, de tal manera que si es la mujer la que padece infertilidad, podrá más fácilmente "darse permiso" de sentir dolor emocional en comparación con la oportunidad que se daría el varón.

La ansiedad también le permite ser la que se informa y busca ayuda profesional; esto también está motivado por la presión social de convertirse en madre. Sin embargo, a pesar de esta presión, las redes de apoyo de las mujeres frecuentemente son más amplias que las de los varones y el soporte emocional que constituyen le permiten posteriormente manejar el estrés, el miedo y otras emociones adversas de manera más eficaz.

A pesar de ello, es necesario cuidar mucho que estas redes de apoyo sean las necesarias para cada pareja; cuando hablo a este respecto con las mujeres que atiendo en consulta les platico de la primera planta que tuve después que dejé la casa paterna. Me la regaló una amiga de la familia y me especificó que era de sombra, pero en realidad no investigué qué era lo que eso involucraba, así que la acomodé en la mesa de centro y muy puntualmente le ponía agua todas las noches cuando llegaba a casa; antes de cumplir 15 días, mi planta, que era una de las llamadas "millonarias" se puso triste; entre más triste se ponía, más pensaba que le hacía falta agua y la regaba antes de irme y al regresar: antes de cumplir un mes conmigo mi primera planta había muerto. Cuando le platiqué a mi padre lo que había pasado, me dijo, "la mataste de amor", como metáfora de que le había puesto demasiada agua, mucha más de la que necesitaba, hasta que finalmente, se ahogó. Es importante cuidar con quién se platica su padecimiento de infertilidad, pues no hay nada más molesto y entristecedor que una mujer con cuatro hijos, totalmente irrespetuosa de su sentir, que les habla de lo afortunada que eres de no tener hijos, en comparación con su tan difícil vida de madre, o una madre, hermana o suegra, tan preocupada por ustedes, que diariamente llama para preguntar cómo están, qué están sintiendo, si están seguros de haber encontrado al especialista indicado, les sugiere lo que deben comer, qué hacer, en qué momento y con qué frecuencia, lo cual puede hacerlos sentir sobrepasados y como mi planta, entre más los "cuidan" más tristes se sienten. Sólo ustedes saben con quién quieren hablar, pero lo importante es que se sientan bien con esa compañía, si no es así, sólo deben pensar que el padecimiento de la infertilidad es de ustedes dos, de nadie más.

Este visitante inesperado usualmente hace a la mujer sentirse culpable por haber comenzado relaciones sexuales a tal o cual edad, por algún aborto practicado previamente y del cual posiblemente su pareja no sepa nada, si padece infecciones recurrentes, si usa tangas o ropa que no sea de algodón, si fuma o toma, etc. Es mucho más común en las mujeres sentir culpa por el padecimiento de la infertilidad, pero en realidad muchas veces ninguno de estos motivos fueron la causa o el detonante, simplemente experiencias incómodas, que se traducen en una explicación irracional del padecimiento. La culpa lo único que hará será producir un mayor malestar emocional, así que habrá que eliminarla del corazón; cada decisión tomada en la vida, en su momento, fue la más adecuada.

La mayoría de las mujeres pasan por sensaciones y emociones semejantes a las experimentadas en relación con la infertilidad, y bajo ese señalamiento de que las mujeres somos más emocionales que los hombres. Si bien parece haber evidencia experimental de que así es, lo realmente importante es saber qué hacer con esa sensación de desasosiego vivido producto de la infertilidad que ha llegado, al margen de quién de los dos es el que peor se siente.

La manera en que la infertilidad afecta emocionalmente al hombre

De algún lado tomamos la idea de que los varones son los fuertes, que no responden tan emocionalmente como las mujeres y asumimos eso como un sinónimo de que no sienten con la misma intensidad que nosotras. Comparar quién sufre más por el padecimiento de la infertilidad es un error, basta con decir que la manera en la que nos han enseñado a enfrentarnos y resolver nuestros problemas es diferente entre hombres y mujeres.

A los hombres les ha tocado, por educación, por cultura, costumbre o rol, ser los fuertes, los proveedores, los insensibles y la práctica ha sido por tanto tiempo, que se ha convertido muchas veces en una verdad incuestionable. Los roles de género, los estereotipos y las normas sociales los han colocado bajo un armazón de dureza y una máscara de insensibilidad, sin que ellos mismos y los que los rodean se hayan cuestionado si ese rol los hace felices.

Afortunadamente en los últimos 50 años, después de la liberación femenina y con el fenómeno de globalización y acceso a la información, estas etiquetas se están cuestionando y cada vez más hombres exigen su legítimo derecho a no ser esos seres semipetrificados, sino a sentir y expresar sus sentimientos. Con todo, en nuestro país se sigue criando de manera diferente a los dos sexos, y debemos tener en cuenta que los varones que en este momento están padeciendo infertilidad fueron educados tradicionalmente para que "nada se les saliera de control". Por esto la experiencia de la infertilidad puede ser dolorosa, no sólo por la falta del hijo, también porque no pueden controlar las cosas que ocurren en adelante para lograr el embarazo.

Desde el momento en que nacemos nos asignan expectativas, valores y normas, de acuerdo con el sexo al que pertenecemos, es decir, aprendemos la forma en la que debemos actuar, pensar y sentir. Existen muchas cargas culturales que imposibilitan al hombre a expresar sus sentimientos y necesidades, y es importante dejar en claro que son estrictamente culturales. Somos distintos físicamente, no obstante, las diferencias son mínimas. La misma cantidad de glándulas lacrimales que tiene la mujer las tiene el hombre, el mismo tipo de neurotransmisores que produce la mujer los produce el hombre, la diferencia es la manera en la que se nos ha permitido usarlos. Si un hombre no debiera llorar y emocionarse, no se producirían las sustancias en su cuerpo, que permiten que esto ocurra ni tendría lagrimales. Así que primero que nada, para hombres y mujeres, es importante aceptar que el padecimiento de la infertilidad imposibilita a ambos a tener hijos y es algo que duele por igual a ambos géneros, pero que se nos ha enseñado a manejar y expresar de manera diferente. (Héctor Pizarro, 2006. *Porque soy hombre, Una visión a la nueva masculinidad.* Editorial UJED, México.)

Histórica y tradicionalmente la fertilidad se ha tomado como sinónimo de hombría y, por ende, entre más hombre se es, más fértil se debería ser. Médica y biológicamente este razonamiento es erróneo. A pesar de la sobrevaloración del papel de la mujer como madre, también el varón encuentra la significación de su papel como hombre en la paternidad. Como complemento de la madre que pare, el hombre simbólicamente da un nombre, pues tradicionalmente es suyo el apellido que identifica a los hijos como parte de su familia, de ese clan que él deberá educar, proveer y cuidar. Cuando un hombre no deja descendencia, culturalmente ha incumplido con una de las principales funciones de la masculinidad.

La religión es parte importante de la vida de cada persona y no todas tienen posturas definidas respecto a la Reproducción Asistida, sin embargo es común que las personas muy religiosas tengan una postura determinada por sus creencias.

Los hombres suelen vivir de manera más solitaria las cosas que les molestan o lastiman emocionalmente, no suelen comunicar a sus iguales que les despiertan emociones adversas y tienen una imposibilidad cultural para expresarse en este sentido. Debido a que la mujer es la que pasa por mayor estrés emocional y físico para llegar al diagnóstico y tratamiento de la infertilidad, el varón siente una especie de obligación de mantenerse fuerte y ser el sostén de su pareja, por lo que usualmente inhibe el malestar que este padecimiento le provoca; pero como lo revisamos en párrafos anteriores, no sólo para la mujer es un evento doloroso, también él ve frustrado un ámbito de su vida personal en el que están implícitas muchas expectativas y exigencias sociales. El varón que padece infertilidad usualmente tiene menor autoestima y autoconcepto, mayores índices de ansiedad y más propensión a sufrir enfermedades psicosomáticas en comparación con los hombres que no la padecen.

En el caso de la infertilidad, el hombre usualmente decide vivirla de forma silenciosa; se encierra en sí mismo y evita poner sus sentimientos en palabras, lo que puede llevarlo a expresar ira, frustración, y a aislarse de su pareja. A pesar de que la mujer es la que lleva el mayor estrés, también para el varón es una experiencia desagradable, pues consiste en una invasión a su pareja y a su intimidad. Tú, como hombre, no debes perder la oportunidad de vivir esta experiencia, más que preguntarle a ella cómo se siente, comunícale lo que sientes por ella cuando se tiene que inyectar o cuando la ves molesta físicamente por la estimulación ovárica o al entrar al quirófano. Hablen de tus expectativas, porque las tienen, ¿no es así?

También es importante expresar los sentimientos con alguien más, seleccionar al menos a una persona cercana, con quien uno se sienta seguro y no juzgado, para poder charlar; una buena idea es un hermano o un amigo cercano, con quien exista la libertad de comentar lo que se vive. Debido a que la infertilidad suele llevar al varón a vivir estados depresivos, es común que se aísle de sus pares, que se sienta asustado de convivir con otros que pudieran no comprender lo que pasa y por ello que deje de asistir a las reuniones a las que en otro momento fuera afecto. Aunque no haya la confianza de hablar sobre la infertilidad, es una buena idea no dejar de asistir a reuniones de amigos, siempre y cuando uno se sienta bien.

La pareja sabe que lo que está pasando duele, así que no es necesario vivir de manera aislada este proceso; la frustración, el dolor y la tristeza son sentimientos perfectamente normales que, cuando se viven de manera compartida, constituyen un menor impacto a largo plazo y mejoran la relación de pareja, al ser una de las esferas en la que nadie más podrá penetrar.

A pesar de lo imposible que suena y del tinte negativo que posee, la infertilidad es una crisis de vida que, como cualquier otra crisis y con su gran impacto emocional, puede significar un crecimiento en la relación, siempre y cuando ambos puedan expresar de manera abierta sus emociones. La procreación es de dos, pero usualmente el varón pierde parte de la experiencia, debido a que su presencia no es necesaria en las consultas con el médico; con todo y en la medida de lo posible, es necesario que asista con constancia, pues cada uno tendrá diferentes dudas, visiones y opiniones de lo que está ocurriendo. Las consultas significan una cierta invasión a la privacidad de la mujer por lo que la presencia de su pareja puede aligerar mucho la carga.

El estudio de semen puede ser una experiencia en pareja, no es nada raro para los miembros del equipo del centro de fertilidad que la mujer acompañe al hombre durante el estudio, de esta manera algo que podría ser molesto tiene la opción de renovación para la vida sexual.

Cuando el factor alterado es el masculino es muy común que el varón sienta pena y culpa de las cosas que han pasado antes y sobre todo, de no poder cumplir con su función biológica. Una de las estrategias más comunes para afrontar es el "dar permiso para buscarse a otro". Lejos de ser algo benéfico, esta estrategia puede lograr justo eso que no se quiere, es decir, alejar a la pareja y hacer que esa culpa sea percibida como real y amenazadora. Más bien, esto debe ser tomado en cuenta como algo que los una en un equipo, si el factor es masculino es un buen momento para cuidar en pareja el peso, la alimentación, los hábitos tóxicos como el consumo de alcohol y tabaco, etcétera. Si no mejora sustancialmente la fertilidad, esto puede ser un motivo nuevo para acercarlos, mejorar el desempeño físico y sexual, y aumentar la autoestima.

Cómo afecta a la pareja la infertilidad y los procedimientos de Reproducción Asistida

Es una realidad, hombres y mujeres somos diferentes, no sólo morfológica y fisiológicamente, sino también en la manera en la que somos educados y percibimos lo que nos sucede. La infertilidad es una experiencia que si bien, por su carácter inesperado, puede ser impactante en la vida de quien la experimenta, en su carácter de crisis es importante tener un entendimiento comprensivo para evitar consecuencias negativas en la salud global de la persona y en sus relaciones personales.

Desde el principio de la historia de la humanidad se han documentado casos de personas que han vivido la infertilidad. Todas las culturas presentan "remedios" aceptados para poder resolver el padecimiento y posturas, por un lado, comprensivas (porque presentan las opciones) pero por otro lado, también existe una visión estigmatizada de las personas que no lograban concebir hasta llegar a casos, incluso, de aislamiento o desprecio.

Aun actualmente las personas que padecen infertilidad tratan con remedios de orden espiritual o de tradición cultural. Por ejemplo remedios espirituales, como las mandas, que consisten en la promesa de poner un nombre de un santo en particular al posible hijo, ir a visitar el templo de determinada virgen si se logra el embarazo, regalar impresiones de oraciones a otras parejas que padecen infertilidad, vestir al ícono de un santo o virgen en particular en un templo o comprar uno para honrarlo en casa, etc. Como remedios de tradición cultural están los masajes curativos para cerrar la cadera o acomodar los testículos, tés medicinales, comidas especiadas de determinada manera para incrementar la libido, la producción espermática o la ovulación, hacerse baños termales o medicinales de hierbas para desintoxicar el cuerpo, tener relaciones sexuales en posiciones específicas o en determinados momentos del mes para recibir la influencia luna, irse de vacaciones para dejar de pensar en el embarazo, etcétera.

Tratar con estos remedios tradicionales que la sociedad nos provee puede darle al cónyuge una sensación de tranquilidad momentánea y podría mejorar la unión al realizar tareas conjuntas, sin embargo, al no lograr la concepción mes tras mes, la relación puede verse desgastada y los momentos sexuales monótonos o insatisfactorios. Es importante saber que cada remedio al que la pareja recurre puede ser utilizado de manera conjunta con el tratamiento médico adecuado, pues ayuda a manejar de manera eficaz las reacciones emocionales que tanto el padecimiento de la infertilidad como los tratamientos involucran.

La religión suele ser una parte importante de la vida de cada persona y no todas tienen posturas definidas respecto a la reproducción asistida, sin embargo es común que las personas religiosas tengan una postura determinada por sus creencias. Alguna vez atendí en consulta a una chica cuya pareja tenía azoospermia obstructiva, es decir, que por alguna obstrucción los espermatozoides no llegaban al exterior, por ello necesitaba realizarse una biopsia testicular para tomar algunos y, por medio de la técnica llamada ICSI, inyectar un espermatozoide directamente al citoplasma del óvulo. Esta paciente llegaba usualmente a la consulta acompañada por su madre, quien solía ser una persona agradable y cálida con ella. Alguna vez me preguntó si yo creía que pudieran lograr el embarazo, hablé con ella respecto a todos los factores asociados y agradeció la explicación. Para la siguiente cita mi consultante platicó, entre lágrimas, que su madre le preguntó si no era ir contra Dios estar pretendiendo cambiar los designios que ya estaban dados, como era el que por alguna circunstancia Dios ya no quería que el varón tuviera espermatozoides. Además narró que fue a consultar a un sacerdote para preguntar si lo que estaba haciendo su hija no le iba a costar la excomulgación o la condenación de su alma.

Las creencias de cada uno deben ser tomadas en cuenta, hay que tener la certeza de que no se está haciendo algo en contra de sus principios, pues puede afectar emociones y, por ende, el desarrollo de tu tratamiento. Hay que tener presente que las posibilidades de que un tratamiento se logre es porque muchas personas, algunas de ellas muy creyentes y religiosas, y otras tal vez no tanto, han tenido la inspiración para poder desarrollar las técnicas especializadas que acercan a un par de células entre ellas y las ponen en el vientre de una mujer, para que ahí se detone la vida como tal, misma que es un proceso que no queda en manos de nadie más que de la vida misma. Tuve esa discusión con un tío que estaba a punto de ordenarse sacerdote, mi conclusión fue que no se mueve una hoja sin la voluntad de Él y que el hecho de que estos procedimientos existan, puede ser también su voluntad, teniendo en cuenta que Él nos da el libre albedrío y la inteligencia para poder resolver los problemas que se nos presentan en la vida. Esta idea puede servir para lograr entender algunas cosas y para poder tener un argumento con el cual enfrentar a este tipo de observaciones.

Como lo he mencionado ya, hombres y mujeres somos distintos psicológicamente, y en el padecimiento de la infertilidad el buen manejo de estas diferencias es importante para la relación de pareja. Usualmente, las mujeres solemos profundizar en la investigación de las causas y soluciones que podría tener el padecimiento; tratemos de pensar y adelantarnos a las posibles consecuencias y soluciones que se podrían presentar. La mujer necesita hablar, expresar sus temores, compartir su ansiedad y angustia más de lo que lo necesita el hombre. En el caso de ellos la mayoría tiene la respuesta opuesta: evita hablar, trata de no mostrarse débil ni preocupado y busca una solución práctica y rápida. Es común encontrar en la consulta a hombres que piensan que la mujer se preocupa demasiado y, por el otro lado, la mujer que al hombre no le interesa tanto como a ella tener un hijo.

La dificultad para comunicarse puede aumentar durante un tratamiento para la infertilidad. Frecuentemente, con el resultado de una nueva prueba o cuando el tiempo apremia, la confusión aumenta y la toma de decisiones cambia de dirección abruptamente. Tratar de proteger al otro de los sentimientos y emociones es uno de los errores comunes, sin embargo, caminar cada quien por su lado, cargando sus propias emociones, puede separar a los cónyuges y hacer que de manera individual se vivan más tensiones y, por lo tanto, también en pareja. Esto se agrava cuando han tenido que pasar por más de un tratamiento. Los resultados negativos suelen poner a la pareja en una tensión extra por la anticipación que se hace al resultado de un nuevo intento; no es nada raro que en un primer intento la pareja esté desbordada en expectativas positivas, tomados de la mano, acompañándose en cada cita y que en el segundo la mujer asista sola, pues "a su pareja le dolió mucho el resultado negativo y ahora ya no quiere ilusionarse", como si ella fuera quien tiene que protegerlo de los dolores emocionales.

La forma en que cada pareja puede sentirse afectada va a depender de la manera individual en la que cada uno puede sentirse perjudicado en lo emocional por el diagnóstico y el tratamiento de la infertilidad. Es diferente en cada caso y depende de su personalidad, equilibrio emocional previo, recursos, apoyo social externo, estado de sus relaciones de pareja, disponibilidad económica, etc., pero sobre todo, el manejo adecuado de la parte emocional y de los recursos que la pareja tiene antes de este padecimiento.

El curso de la vida sigue a pesar del diagnóstico y del padecimiento. Las familias y amigos siguen embarazándose incluso sin desearlo, algunas mujeres se practican abortos y en la calle seguirán encontrándose familias en situaciones precarias, con una cantidad insostenible de hijos. Esto puede hacer sentir frustración a la pareja, sumida en una sensación de injusticia y, la puede aislar, pues ver todas esas circunstancias le recuerda la incapacidad que está viviendo. En ese momento hay que hablarlo con nuestro cónyuge, y cuando ella o él se acerquen para platicarlo, evitar juzgarlo, pues es perfectamente normal sentir que algo no está marchando justamente para ustedes.

Si en sus círculos inmediatos hay fiestas o reuniones valoren muy bien a cuáles asistirán. Es muy sano evitar aquellas que ustedes crean que no les harán sentir bien y, de la misma forma, si uno de ustedes considera que es importante asistir a una reunión y el otro no, tengan una actitud comprensiva, sin molestarse; cada uno de ustedes puede tomar la decisión de acudir o no, de modo individual.

Así que no hay receta universal para abrir o no el padecimiento de la infertilidad a los demás, pero no se dejen sorprender sin haberlo hablado ustedes antes; cada uno tiene una postura y un círculo de personas cercano. Sean muy claros al indicar lo que quieren que se hable o no con el resto y si alguien no sabe cómo actuar o qué decir, siéntanse en la libertad de pedir, pues son los únicos que saben lo que quieren y necesitan y a los que les corresponde cuidarse.

Por ejemplo, si en la familia los han dejado de invitar a las fiestas infantiles y para ustedes es importante acudir a alguna de ellas o no quieren ser tratados de esa manera, pueden llamar al padre o madre del niño, con quien se sientan más en confianza, y explicar que si no los están invitando para no hacerlos sentir mal, eso los hace sentir peor, porque pierden momentos importantes para la familia; recuerden, sólo ustedes saben cómo se sienten y lo que necesitan. Esto aplica para todas las situaciones importantes y para todas las emociones que quieran expresar a sus seres queridos.

La parte económica es un factor que puede también afectarles, por lo que antes de comenzar cualquier tratamiento deberán haber pensado la manera en la que cubrirán sus gastos. Un tratamiento de fertilidad lleva el mismo tiempo para concebir que un embarazo espontáneo, es decir, entre 14 y 20 días. Deben tener en cuenta que ese es el tiempo real del que disponen para poder pagar su tratamiento, así que no lo comiencen sin antes haber hablado con detenimiento de la manera en la que obtendrán el presupuesto para llevarlo a cabo, esto les evitará el dolor y frustración de tener que dejarlo inconcluso y no desperdiciarán recursos que no se podrán recuperar.

Si tienen contemplados estos aspectos, evitarán el estrés extra que podrían vivir. Es una realidad que los tratamientos hormonales exacerbarán las emociones de la mujer, y las tensiones de la pareja podrían aumentar por esta misma razón. Disminuir las tensiones les ayudará a vivir con más tranquilidad los tratamientos y llevará a la mujer a estar mejor física y emocionalmente; además, la relajación se ha relacionado con un mejor funcionamiento glandular, lo que incluso podría llevarles a gastar menos en la cantidad de hormonas que se necesitarán para la estimulación folicular.

El cónyuge puede ser tanto un factor de apoyo como de estrés, y la calidad de las relaciones previas, la capacidad de resolución de problemas en pareja, las habilidades de comunicación entre sus miembros, etc., van a ser determinantes en una situación en que ambos miembros están sometidos a las presiones del tratamiento.

La sexualidad en la pareja que padece infertilidad

Primero que nada hay que dejar claro que las técnicas de reproducción asistida no están sólo dirigidas a parejas heterosexuales, sino a parejas del mismo sexo o mujeres solas, y la postura actual en nuestro país y en la mayor parte del mundo es que son para todos los que las necesitan. Sin embargo, la afectación de la pareja y en particular de las relaciones sexuales es muy diferente en parejas heterosexuales que en las parejas homosexuales. Por ello, hablaré de la pareja heterosexual, que da por hecho que la procreación es una consecuencia del amor manifestado en el sexo y, por ende, el deterioro emocional es mucho mayor con la presencia de la infertilidad.

Las relaciones sexuales adecuadas y satisfactorias en la pareja son un indicador de que las relaciones en general funcionan de manera más o menos adecuada.

La sexualidad es uno de los aspectos de la relación de pareja que suele ser de lo más íntimo y muy poco abordado por el personal de salud, e incluso poco comentado por todos aun con la gente más cercana, es decir, casi todos hablamos respecto a lo que debería ser una relación sexual adecuada o la duración o frecuencia idóneas, o el empeño que debería poner un hombre o una mujer en ello; sin embargo, de manera muy generalizada es un tema del que no hablamos en primera persona sino como suposiciones o creencias, aunque algunas veces revelen nuestras propias ideas o experiencias. Cuando una pareja padece infertilidad, el área de la sexualidad es usualmente la más afectada o una de las más afectadas de las esferas más perjudicadas de la relación de pareja. "Hacer el amor", es una de las expresiones más íntimas del amor y el compromiso de una pareja, y una vez que se sospecha del padecimiento de la infertilidad, la espontaneidad y el sentido de intimidad se pierden un poco. Es importante entender por qué puede afectar tanto.

Uno de los eventos de mayor trascendencia en la vida de una persona es la primera relación sexual, es decir, la autonomía personal y la toma de decisiones para usar el propio cuerpo para relacionarse con otros a través de dar y sentir placer, y establecer relaciones significativas e igualitarias con sus semejantes; todo ello se inicia en ese primer encuentro sexual. Socialmente se califica a la primera relación como más significativa para las mujeres que para los hombres, sin embargo, el varón recibe más presión social para tenerla y para ser bueno en el ejercicio posterior de su sexualidad. Conforme la apertura social, la sexualidad no sólo se limita a la procreación y en nuestra sociedad el sexo se considera como expresión de amor y de compartir.

Las relaciones sexuales adecuadas y satisfactorias en la pareja son un indicador de que las relaciones en general funcionan de manera más o menos adecuada; de la misma forma, podrían verse deterioradas cuando la relación sufre situaciones estresantes o ya tienen problemas y una de las crisis de la pareja más significativa en este sentido puede ser la infertilidad.

Debemos tener en cuenta que, para poder ser placenteras, las relaciones sexuales deben percibirse como tales; si no son consideradas como adecuadas, placenteras y deseables, entonces serán inadecuadas, no placenteras e indeseables. Cuando el coito no tiene como resultado el embarazo, comúnmente las parejas cambian la percepción de las relaciones sexuales y pueden tornarse en una actividad que en lugar de ser placentera, recuerda la incapacidad de lograr el embarazo; por ello suele volverse más esporádica y menos espontánea. Cuando por fin el embarazo llega, las parejas siguen teniendo actividad sexual limitada, primero, por indicación médica y luego, por miedo a causar una pérdida.

En el consultorio, de las parejas que acuden por apoyo psicoterapéutico, comúnmente los varones hablan de la presión que sienten por parte de sus cónyuges por tener relaciones sexuales en los momentos considerados como fértiles, a pesar de que ellos tengan cosas que hacer, estén cansados o se sientan mal. Por lo regular, en este sentido la mujer acepta que se enoja si el varón no tiene disponibilidad. Son ellas quienes suelen manifestar su tristeza, pues a pesar de que no están en días fértiles, las relaciones sexuales suelen ser muy esporádicas, el varón, al respecto dice sentirse usado, pues la mayoría de ellos coincide en que después de los días fértiles la mujer no los busca más. De la misma forma muchos hombres y mujeres afirman que prefieren no hablar de sexo para no caer en el tema de la infertilidad y que las relaciones sexuales cada vez son más escasas, pero que las sustituyen con otras áreas de la relación en las que se sienten más queridos y compenetrados, como ir al cine, salir a divertirse o hacer ejercicio juntos.

Pero comúnmente, la falta de deseo sexual que se presenta en muchas de las parejas que padecen infertilidad tiene gran relación con una alteración del estado de ánimo, la tristeza de no poder lograr uno de los principales deseos de todas las personas: tener un hijo.

La depresión es uno de los estados de ánimo que más acompaña a las parejas que padecen infertilidad y se puede describir como el hecho de sentirse triste, melancólico, infeliz, abatido o derrumbado. La mayoría de nosotros hemos experimentado ese sentir durante periodos cortos, sin embargo, cuando este estado de ánimo se presenta por más de dos semanas, casi todos los días y durante la mayor parte del día, podemos considerar un episodio depresivo mayor. Este suceso comúnmente se acompaña de malestar general por sentirse de este modo, deterioro social, laboral o de otras áreas importantes de la actividad, incluyendo la sexual. En algunas ocasiones, puede parecer que la persona no tiene estos estados de ánimo, pero a costa de un gran esfuerzo. Otras pueden parecer irritables con los demás o con ellos mismos, más que propiamente tristes.

Algunas personas sufren alteraciones del apetito, ya sea aumento o disminución, y también episodios de insomnio; inicial (no poder conciliar el sueño), medio (despertarse a mitad de la noche), o tardío (despertar demasiado temprano y no poder volver a dormirse) o en casos más raros, exceso de sueño. A veces con la depresión estos dos síntomas son los primeros que se presentan. También son comunes la falta de energía, el cansancio y la fatiga sin haber hecho demasiado esfuerzo, y se puede padecer un exceso de culpa por acciones pasadas y disminución de la capacidad para concentrarse.

Una de las principales características de este episodio depresivo es la pérdida de interés por el placer, en mayor o menor medida. Quienes lo padecen pueden referir estar menos interesados en sus aficiones o haber dejado de disfrutar actividades que antes consideraban placenteras, tanto así que frecuentemente quienes los rodean lo notan. En la mayoría de las personas que lo padecen parece haber una reducción significativa de los niveles previos de interés sexual. Ante esto, es necesario que los dos hablen respecto a las emociones que están presentes y nunca critiquen al otro, la tristeza es normal y entre menos la escondan, más posibilidades hay de manejarla eficazmente.

La tranquilidad y la felicidad son estados de ánimo que se pueden "entrenar", así que procuren llevar a cabo actividades que les hagan sentirse felices y tranquilos, pueden ser al aire libre o dentro de casa. Procúrense espacios para tener encuentros sexuales que no tengan nada que ver con la intención de embarazarse y ni siquiera deben llegar a la penetración; pueden planear una cena romántica, con la sola intención de hacer sentir especial al otro. Mientras no estén en tratamiento procuren gozar sus actividades, incluso las típicamente conceptualizadas como del noviazgo; sorprendan al otro con un pequeño detalle de vez en cuando, escríbanse una carta expresando cuánto se quieren y lo mucho que se importan, "róbense" al otro al salir de la oficina para llevárselo a algún lugar lindo que sea significativo para ustedes o a alguno nuevo que sepan que le va a gustar a su pareja; al igual que cuando eran novios, déjense conquistar por el otro, pues esto genera muchas drogas de la felicidad en el cuerpo y contrarresta aquellas sustancias producidas por el estrés, la ansiedad y la depresión.

Debemos reconocer que las relaciones sexuales no siempre son espontáneas, basta recordar cuando eran novios, lo más común es que hayan tenido que planearlas con anticipación y que en muchas ocasiones, incluso hayan tenido que pedir permiso para salir en pareja y tal vez se los hayan negado. En esos momentos no pensaban en la falta de espontaneidad o que su relación no fuera satisfactoria porque no estaba enfocada a tener un embarazo. Es necesario pensar que todos los seres humanos merecemos ser felices y tener actividades placenteras, independientemente de la capacidad o no de lograr ciertas cosas, como en el caso de la gestación.

Por lo regular a las parejas que me consultan les comento cómo las cosas ocultas y las emociones que se esconden comienzan a comportarse como los monstruos de la película animada Monsters Inc., es así: entre más miedo les tienes y más te asustan cuando los ves, más fuerza cobran, pero cuando puedes enfrentarlos y reconocerlos, los esquemas se rompen y pierden su fuerza. No deben sentirse diferentes, este tipo de emociones son muy comunes entre las parejas que padecen infertilidad, pues aunque no sea del dominio público, casi todos pasan, en cierta medida, por estas dificultades. El éxito para sobrevivirlas de manera eficaz, es aceptarlas como normales, necesarias, y no esconderlas.

A quién platicarle que padecen infertilidad

Como lo hemos platicado ya a lo largo de este capítulo y prácticamente en todo el libro, la infertilidad es un padecimiento de la pareja, independientemente si se trata de un factor femenino, masculino o mixto, este padecimiento afecta emocionalmente a los dos miembros en todas las esferas de la vida: individual, laboral, emocional, de pareja, etc. Sin embargo, no todos los individuos que los rodean pueden entender por lo que están pasando ni tampoco ustedes quieren que todas las personas que los rodean lo sepan.

Cuando se padece infertilidad suele haber dificultades para explicar a quienes les rodean sus problemas reproductivos y mucho tiene que ver con los mitos y tabúes que existen. Pero, ¿recuerdan la primera vez que realmente se cuestionaron si tenían un problema de fertilidad? Aun para ustedes que lo estaban experimentado resultaba difícil de entender, y sólo fue más o menos sencillo en la medida que dedicaron un buen tiempo a leer e investigar, o tal vez hasta que un médico les explicó qué era lo que estaba pasando.

Con el paso del tiempo se pueden convertir en expertos sobre su padecimiento y sin problemas pueden comprender todos los términos médicos que al principio parecían palabras en otro idioma. Siendo muy sinceros, difícilmente hubieran podido conocer tanto de infertilidad y su tratamiento si ésta no hubiera llegado a sus vidas. Si piensan en ello, les será más fácil entender a lo que se enfrentarán con las personas que los rodean, ellos no saben nada de infertilidad, así que les tocará a ustedes tener una actitud comprensiva respecto a la ignorancia sobre el tema de la mayoría de las personas que los rodean o ayudarles a entender y saber a aquellas personas que por alguna razón son importantes para ustedes. También se alejarán de aquellas personas que no tienen una actitud que ayude.

Para poder saber qué decir y con quién hablar respecto al padecimiento de la infertilidad de manera conjunta y comprensiva deben acordar, siempre respetando lo que el otro quiere hacer y decir; ponerse de acuerdo en qué se dirá a quiénes y qué información será exclusivamente para ustedes. Deben valorar que, de mantenerlo en secreto, se privarán del apoyo emocional genuino de la gente que los quiere, de quienes les duele lo que les pasa, sin embargo, al decidirse abrir el padecimiento y compartirlo con los demás podrán enfrentarse a comentarios inadecuados.

Es muy común que cuando no se tienen hijos, independientemente de las razones, las parejas se enfrentan a comentarios tales como "¿Para cuándo el bebé?" "Ya ten un niño, se te está pasando el tiempo" "Para qué tanto trabajar si no tienen con quien disfrutarlo", etc. Estos comentarios pueden ser dolorosos y frustrantes. Pero, por el contrario, cuando la gente conoce el problema también puede ser un factor extra de estrés, pues todos los que saben, pueden comenzar a preocuparse de lo que pasa, recomendarles al médico que embarazó a fulanita, a tener una actitud condescendiente con ustedes o a dejarlos de invitar a las fiestas de niños, pues "podrían ser dolorosas" para ustedes.

En términos generales, los sujetos que los rodean pueden ser, a lo largo de la vida, personas que son más cercanas o más lejanas y cuando se encuentran en situaciones estresantes o difíciles habrá quienes sean más o menos invasivas. A veces, las parejas discuten sobre si decirle o no, lo que está pasando a personas que son muy cercanas para cada uno.

Quisiera comentar respecto al caso de una pareja, Rosy y Toño. Él era hijo único de una mamá soltera, por lo que siempre había estado muy cerca de su madre y sentía que era a la única persona que tenía en el mundo. Tenían una gran dificultad y habían discutido mucho, pues ella no quería que le dijeran a nadie del padecimiento. Toño creía que su madre podría ser una buena fuente de apoyo para la pareja, desde la parte económica hasta en los quehaceres de la casa cuando se tuviera que guardar cierto reposo durante algún tratamiento, mientras ella consideraba que su suegra era muy "preocupona" y que iba a sufrir por ellos y, en ese sufrir, sus cuidados podían hacerla sentir invadida, pues ella era muy independiente (había vivido sola desde la adolescencia y emigró a la Ciudad de México desde Chiapas, para estudiar; vivió con sus tías solteras y cada quien se hacía cargo de sus propias cosas). Él sentía que estaba traicionando a su madre por no decirle lo que estaban viviendo, pero Rosy no quería que así lo hiciera. Las diferencias que ellos habían tenido los llevó a peleas y discusiones fuertes, a dejarse de hablar e, incluso, a pensar en separarse. Las demandas de la pareja cuando llegaron a consulta eran, por parte de él, que la convenciera a ella respecto a dejarse ayudar por su madre y de ella de convencerlo que no debían decirle a nadie.

La decisión de a quién se deberá decir que se padece infertilidad debe ser tomada en conjunto, sin pasar por alto las necesidades de ambos, siempre y cuando esto no considere un problema para ninguno de los dos. En este caso, a pesar de que él quería decirle a su madre, se manejó la importancia de respetar las decisiones de ambos y que si esto era un problema para su esposa, no debería abrirse, así fuera con su madre. Finalmente, antes de realizarse un tratamiento ella accedió a decirle a su suegra, pues veía a su esposo muy angustiado por no poder hacerse cargo de todo lo que involucraba la casa y su trabajo; su condición era que no quería que su suegra le preguntara nada y que no la tratara condescendientemente. Él prometió hablar con su madre para que lo que necesitara saber sólo se le preguntara a él.

Para muchos podría parecer injusto pensar en esta mujer que no quiere compartir con la única persona cercana a su esposo una experiencia tan fuerte; podría causar molestia también pensar en una suegra entrometida en una situación tan íntima de la pareja. Pero lo realmente importante es considerar que cada miembro de la pareja tiene sus razones para pensar o sentir de tal o cual forma, y que al ser la infertilidad algo exclusivo de la pareja, todas las decisiones deberán ser tomadas por ambos, respetando los puntos de vista y las peticiones del otro.

Es necesario no dar nada por hecho, es decir, pensar que no tendrá importancia romper acuerdos que "no son para tanto" o decidir de manera individual "lo que es bueno para ambos" y "cual será la mejor compañía que pudieran tener", porque es algo que estrictamente los involucra a ambos. Imaginen que piden algo a la pareja, algo que para uno es muy importante y que él o ella considera que es una locura o irracional, y rompe el acuerdo; entonces platica del padecimiento justo a la persona con la que tú no querías que hablara y después, por cualquier comentario que esa persona hace, te das cuenta que esto ocurrió. Seguramente habrá molestia y enojo, que son bien justificados; así que antes de romper un acuerdo respecto a quién le dirán y a quién no, piensen que esto puede ser doloroso y que no se deben romper acuerdos que previamente hicieron, ya que viven un padecimiento que les corresponde a ambos.

Hay algunas personas que para el cónyuge son importantes, pero con las que uno no quiere compartir la información o los sentimientos que se han generado cuando este visitante llegó a casa, sin embargo, se entiende y respeta que él o ella quiera comentarlo. Es bueno hacer acuerdos respecto a qué cosas sí se pueden platicar y qué cosa no con determinadas personas, y si no se quiere hablar con ellas en absoluto, habrá que solicitar que no comenten nada ni siquiera a uno.

En realidad la comunicación con los amigos y la familia puede no ser tan fácil cuando se padece infertilidad, así que deben tener en cuenta que habrá que hacer estrategias generales con el fin de poder hablar con la gente respecto al tema. Antes que nada, decidan cuántos detalles quieren compartir y con quién; de la misma forma, hablen de cuáles cosas no platicarán con nadie. Puede ayudar mucho, si piensan en algunas "frases hechas" para usar cuando alguien haga algún comentario indiscreto o pregunte algo que previamente hayan hablado y no quieran mencionar. Si van a tratar con alguien cercano pidan que tomen muy en serio la información que van a compartir, y antes de hacerlo decidan qué es lo que van a decir, incluso pueden ensayarlo.

No hablen con nadie importante en lugares que puedan ser incómodos o en presencia de personas no contempladas en el plan, y si al estar hablando comienzan a sentirse incómodos, siempre podrán decírselo al otro para detener la conversación. Usualmente sabemos qué es lo que nos hace sentir bien y qué cosas que nuestros seres queridos hacen nos incomodan, así que es muy sano solicitarles que los hagan sentir cómodos o apoyados; si los otros no tienen la estrategia para hacerlos sentir bien, ustedes deberán procurarla.

Pueden explicar un poco acerca del padecimiento o sólo decir que la infertilidad es una crisis de vida por la que están pasando millones de personas en ese momento, incluyéndolos a ustedes, y que no es algo que esperaban ni quería; que si ustedes tienen algo que compartir lo harán, pero que si no hablan de nada es porque no tienen nada de qué hablar y que por favor no lo mencionen hasta que ustedes lo hagan, debido a que es una circunstancia que sólo ustedes están viviendo.

Siempre que hay comentarios indiscretos tienen la posibilidad de decir, "éste es un tema del que no solemos hablar con todo el mundo; agradecemos que lo respeten". "Sólo compartimos el tema con quienes nos sentimos en confianza para hacerlo, así que, por favor, cambiemos de plática". "Éste no es el momento adecuado para hablar de esto, estamos en una reunión para festejar a ..., dediquémonos entonces a eso". "Estamos haciendo lo que creemos que debemos hacer y es lo correcto, pero si en un momento necesitamos orientación de tu parte, no dudes que la pediremos". "Si en un momento tenemos buenas o malas noticias, se las haremos llegar, ahora no tenemos nada de que hablar".

Es necesario ser muy asertivos. Cabe mencionar que la asertividad es un comportamiento en la comunicación en la que no se agrede a la persona con la que nos estamos comunicando, pero no nos sometemos a la voluntad de ella. Es un estilo de comunicarse, consciente, congruente, claro, directo y equilibrado, que tiene la finalidad de intercambiar nuestras ideas y sentimientos o defender nuestros legítimos derechos, sin la intención de herir o perjudicar, actuando desde un estado interior de confianza en lugar de hacerlo con las reacciones típicas de la ansiedad, la culpa o el enojo. En este caso, ser asertivos respecto a su padecimiento, va desde los acuerdos que tomen entre ustedes sobre lo que se dirá y a quién, hasta las cosas que se mencionarán, juntos o por separado, a todas las personas que los rodean. Es su legítimo derecho.

Acude por consejo especializado

Si bien en este capítulo se han presentado una serie de consejos prácticos que podrían amortiguar el impacto negativo que trae el diagnóstico de la infertilidad, no hay una receta universal que contemple todas las posibles consecuencias emocionales que este padecimiento provoca en la persona o a la pareja. Por ello es importante que si hay alguna sensación de necesidad de ayuda o de que algo se está escapando drásticamente de las manos, acudan por consejo especializado con un profesionista de la salud mental, como el psicólogo, el psicoanalista, el tanatólogo, el *coach* o el psiquiatra.

Es muy recomendable que el especialista al que acudan tenga conocimiento respecto a los procesos de reproducción asistida y los tratamientos, para no sentir que se habla con alguien que no comprende, o con quien pierdes valiosísimos minutos tratando de explicar lo que están pasando. Si no saben con quién acudir, hablen directamente con su médico y pidan que recomiende a alguien que esté relacionado con el tema o vayan con el especialista, si el centro de fertilidad cuenta con el mismo. También pueden recurrir a las redes sociales y los blogs de pacientes y pedir referencias. Es necesario que, antes que todo, sea un terapeuta certificado, con una especialidad en el área de atención psicoterapéutica. No se sientan intimidados por tener que hablar de lo personal, al contrario, simplemente ponerlo en palabras puede ayudar a mejorar el malestar emocional que estan viviendo.

Es posible que en la pareja sólo uno de los dos sienta la necesidad de pedir consejo terapéutico especializado y el otro piense que, o no es para tanto, o que no deben invitar a otro extraño a vivir con ustedes este proceso. No es necesario acudir en pareja; usualmente la psicoterapia les ayudará a manejar estados de ánimo incómodos o dificultades en la relación. Aunque no vayan ambos al consultorio, no tengan miedo: la psicoterapia o el coaching no los va a separar, al contrario, están enfocados en hacerlos sentir cómodos con los procesos que están viviendo.

La infertilidad es una condición médica que nadie quiere vivir y que por sí misma es incómoda, así que a la par que se encuentren en tratamiento médico, deben luchar para que sea una experiencia de vida enriquecedora independientemente de si se tienen o no hijos después del tratamiento.

Nota: Los nombres de personas en este capítulo son ficticios para proteger la identidad de las mismas.

Referencias

Con información de:

Carmen Sánchez Mora, bióloga egresada de la UNAM, maestra en Ecología por la Universidad de Stanford, California, y doctora en Enseñanza de la Biología por la Facultad de Ciencias de la UNAM. Actualmente es subdirectora de Educación no formal en la Dirección General de Divulgación de la Ciencia, también de la UNAM.

María Emilia Beyer, bióloga, egresada de la UNAM. Actualmente trabaja en la Dirección General de Divulgación de la Ciencia de esa Casa de Estudios.

BIBLIOGRAFÍA

"Does acupunture treatmen affect sperm density in males with very low sperm count? A pilot study", en *Andrologia*, Siterman, S; Eltes, F.; Wolfson, V., et al, www.ncbi.nlm.gob/pubmed/10702864. Visto el 30 de mayo de 2014.

Nogareda Cuixart Silvia, *Physiological responses to stress*

Valdés M; Flores, T., *Psicobiología del estrés: Conceptos y estrategias de investigación,* Ed. Martínez Roca, S.A., Madrid: 1990.

Lyttleton, Janet, *Tratamiento de la fertilidad con Medicina China*, Ed. Elsevier, España: 2009.

Howard, Judy, *Los remedios florales del doctor Bach para las mujeres. Eficaces terapias para los trastornos femeninos*, Ed. Edaf, Madrid: 2012.

TESTIMONIOS

Anónimo
Diagnóstico: Factor masculino y ovario poliquístico

Toda una carrera con obstáculos

Las ganas de convertirse en padres, llevó a esta pareja a buscar durante cinco años distintas alternativas, sin éxito alguno, hasta que un día ella consultó en Internet información acerca de clínicas especializadas, así dio con los datos del doctor Carlos Maquita, a quien de manera inmediata contactó por medio del correo electrónico.

Al visitar la clínica por primera vez, también tuvieron la suerte de también encontrar una excelente atención por parte de la doctora Flores, así que decidieron seguir su tratamiento con ella. Los estudios de rutina demostraron que tanto ella como él tenían factores en su contra: él contaba con una baja movilidad en el esperma, mientras que ella tenía ovario poliquístico. Sin embargo, con el tratamiento adecuado ambos podrían corregirse y brindar amplias posibilidades de lograr el embarazo.

"Desgraciadamente la presión social y familiar, los malos comentarios y la frustración se hicieron presentes en nuestras vidas, trayéndonos problemas de pareja que afortunadamente pudimos sobrellevar".

Después de un año y medio de tratamiento, la prueba de embarazo dio positivo, pero desgraciadamente se perdió por cuestiones naturales, así que lo volvieron a reanudar y, cuatro meses después, supieron que nuevamente estaban embarazados. Aunque la noticia era buena y estaban emocionados, no quisieron hacerse tantas ilusiones debido a que ya habían sufrido una pérdida.

La incertidumbre crecía ya que desgraciadamente a los tres meses sufrieron una amenaza de aborto, la cual se repitió en dos ocasiones más. La sugerencia de la doctora fue que ella tenía que dejar de trabajar y guardar reposo por al menos dos meses para asegurar la vida del bebé.

Al cumplir cuatro meses y medio, la verdadera ilusión de tener entre sus brazos a su hijo llegó a su vida, ya que tras cada revisión había buenas noticias de que todo iba bien. "Hasta ese momento y poco a poco fue que nos empezamos a emocionar, y nuestra mentalidad negativa cambió a positiva", relatan.

Aunque ella fue diagnosticada con diabetes gestacional, la intervención de una nutrióloga ayudó a que el problema no se saliera de las manos y todo estuviera sumamente cuidado, pero aun así los imprevistos siguieron, ya que el parto se adelantó y la bebé nació muy sana pero con bajo peso.

A cuatro meses, la niña ha llegado a llenar de nuevos bríos e ilusiones a la familia, que adaptó rápidamente a su nueva pero maravillosa vida, al grado de que ella sí sería capaz de volver a vivir la experiencia para darle un hermanito(a) a su hija. "No dejen de luchar por su sueño. Yo tardé 10 años en lograrlo, pero pude hacerlo, así que ojalá encuentren al médico y la solución adecuada para su problema", expresa ella a las parejas que se encuentran en el difícil camino de la infertilidad.

Verónica Sánchez
Diagnóstico: Obstrucción de trompas de Falopio

Que nada obstruya tus sueños

Actualmente Verónica está en espera de su segundo bebé, pero tuvieron que pasar alrededor de 10 años para que pudiera tener entre sus brazos a su primer hijo.

"La presión familiar y social es muy fuerte para las parejas que no logramos embarazarnos con facilidad; nosotros hacíamos todo lo que nos decían. El camino fue muy duro, tormentoso y largo, pero la recompensa, maravillosa", afirma Verónica.

Su historia comienza después de haberse desarrollado profesionalmente y, junto con su pareja, lograr la estabilidad para afrontar la responsabilidad de tener un hijo. Como otros matrimonios, decidieron dejar de cuidarse y esperar a que se diera el embarazo, pero después de un par de años, consejos e insistencia por parte del entorno familiar, buscaron ayuda profesional. Así pasaron de un doctor a otro, ya que ninguno encontraba una causa aparente por la cual tuvieran que preocuparse ni ocuparse.

Fue hasta después de una década que Verónica y su esposo llegaron al consultorio del doctor Carlos Maquita, quien tras revisar sus estudios anteriores y realizar unos nuevos, descubrió que el problema radicaba en una obstrucción tubárica, la cual se resolvió realizando una cirugía laparoscópica, para posteriormente llevar un seguimiento. Fue así que a los pocos meses y de manera natural, Verónica y su esposo pudieron dar la anhelada noticia de "estar embarazados" de su primer hijo. Tanto el embarazo como el parto se desarrollaron con absoluta normalidad. Posteriormente y durante dos años la pareja decidió hacer uso de un método anticonceptivo, el cual suspendieron hace más o menos seis meses para buscar al hermano de su primer hijo, el cual no se hizo esperar, pues Verónica hoy en día tiene un embarazo de cinco meses, que le ha permitido seguir con su trabajo y labor como mamá.

Pasos para ELEGIR

a tu médico

Cuando se trata de elegir a un médico especialista hay que ser muy cuidadosos, a fin de no malgastar tiempo, dinero, salud y emociones.

Lic. Montserrat Celorio Bauza

Cuando se ha tenido relaciones sexuales constantes durante un año sin el uso de protección anticonceptiva y no se logra un embarazo, es momento de acudir al especialista en Reproducción Humana.

P ara solucionar cualquier problema relacionado con la infertilidad debemos acudir con un biólogo de la reproducción, un endocrinólogo de la reproducción o un especialista en Medicina Reproductiva. También se puede confiar en un ginecólogo si está adscrito a un equipo especializado en Medicina Reproductiva y cuenta con el respaldo de expertos en el laboratorio de andrología y embriología para poder resolver cada una de las problemáticas relacionadas con la infertilidad.

Un especialista del área reproductiva usualmente es un médico ginecobstetra (que deberá saber realizar ecografías o ultrasonidos ginecológicos para poder determinar la funcionalidad del aparato reproductor femenino, hacer seguimientos foliculares, es decir, seguir la evolución del crecimiento de las bolsas en las que crecen los óvulos en los ovarios, hacer cirugías ginecológicas y seguimientos obstétricos) pues hay que recordar que independientemente de la técnica que sea utilizada para poder lograr un embarazo, todo el seguimiento y el proceso de crecimiento del embrión se llevará a cabo en el cuerpo de la mujer.

Lo más recomendable al momento de elegir a un especialista es que cuente con todo lo necesario para poder aplicar una Técnica de Reproducción Asistida en su oficina o centro, sin hacer perder tiempo a la pareja enviándola a otros lugares para realizarse estudios. Esto evitará desperdiciar más momentos valiosos y, seguramente, dinero.

A lo largo de este capítulo los interesados podrán encontrar una guía para elegir adecuadamente al especialista que les ayudará a lograr el sueño de tener un bebé en casa.

¿Cuándo acudir al médico?

Específicamente en el caso de las personas o parejas que acuden a un especialista en Reproducción Asistida, en la mayoría de los casos es debido a que ya cuentan con un antecedente clínico, sin embargo, es muy importante tener la mayor claridad posible al determinar cuál es el momento adecuado.

Cuando se han tenido relaciones sexuales constantes durante un año sin el uso de protección anticonceptiva y no se logra un embarazo, o bien, en el caso de mujeres mayores de 35 años en quienes se considera que la edad reproductiva ya está a la baja, la pareja no debería dejar pasar más de seis meses sin protección anticonceptiva para acudir por ayuda del especialista en Reproducción Humana.

Las visitas con el especialista en Medicina Reproductiva se realizarán más frecuentemente que con muchos otros médicos, pues para realizar un diagnóstico adecuado de las causas que llevan a padecer infertilidad, tal como lo vimos en el capítulo anterior, puede que sólo sea necesario un ciclo menstrual, y una vez que se cuente con el diagnóstico y si no es necesario algún procedimiento quirúrgico, quizá sólo se requiere un mes más para lograr el embarazo, sin embargo, cuando se está listo para comenzar el tratamiento, es importante que sepan que las visitas al consultorio serán frecuentes.

Antes de acudir a la consulta es muy bueno poder hacerse un chequeo general para saber cómo están la presión arterial, los niveles de glucosa, triglicéridos, colesterol, etcétera, pues una vez que se sometan a tratamiento y hayan logrado un embarazo, es muy adecuado estar lo más sanos posible, sobre todo la mujer. No es indispensable, ya que el especialista podrá cuidar que la salud sea la mejor y dará las sugerencias necesarias para que estén muy bien al comenzar su tratamiento, pero sí es recomendable.

Antes de someterse a cualquier tratamiento deberán evitar el alcohol y el tabaco, tratar de estar en su peso ideal, hacer ejercicio de manera moderada pero constante, y en el caso de cualquier dificultad, medicación o adicción, es necesario comunicarlo a su médico especialista, para que pueda ayudarles.

Si alguno de los dos, pero en particular la mujer, padece alguna afección de salud importante como asma, artritis, cáncer, trombosis venosa, diabetes, epilepsia, cardiopatías, hepatitis, herpes, dificultades renales o inmunes,deberán estar bien controlados, ya que el embarazo y la paternidad son compromisos de por vida y muy importantes.

¿Cómo encontrar la clínica y el médico ideal para mí?

Después de analizar su situación y decidir acudir a ayuda profesional, se enfrentan con la búsqueda del sitio indicado dentro del gran número de clínicas y centros que actualmente existen. Pueden iniciar haciendo pesquisas dentro de Internet, o que alguna persona cercana les recomiende algún lugar, pero siempre es importante verificar que la clínica y el especialista estén certificados y que cuenten con reconocimiento oficial dentro del campo de la medicina especializada, en este caso, de la Reproducción Asistida.

Este punto es muy importante y casi nadie revisa o verifica las credenciales o cédulas de los médicos que los atienden. Existen en Internet varias páginas en donde se puede verificar si el médico es especialista y si está certificado por el Consejo Mexicano de Ginecología y Obstetricia; cabe decir que certificar los conocimientos de los especialistas en Ginecología y Obstetricia, Biología de la Reproducción, Urología Ginecológica y Medicina Materno Fetal. Recordemos que al terminar una licenciatura y una especialidad, la Dirección General de Profesiones de la SEP otorga una cédula para poder ejercer legalmente dicha especialidad, pero sólo el Consejo Mexicano de Ginecología y Obstetricia certifica que dicho médico actualiza sus conocimientos. En México el médico especialista debe recertificarse cada cinco años ya sea con currículo o con un nuevo examen.

Saber si eligieron el centro indicado puede ocurrir desde el momento en que entren en contacto telefónicamente por primera vez, es importante el cómo se siente quien habló, pues el trato telefónico es un filtro que les indicará la seriedad del trabajo del centro. Aunque parezca algo insignificante, es real que cuando estamos buscando atención especializada, no sólo queremos sentirnos a gusto con el médico que nos atenderá, sino también con las personas que trabajan a su alrededor; ante esto, hay que realizar las siguientes preguntas, que además de brindarles una información completa acerca de la clínica, ayudarán a entablar cierta confianza con el lugar:

- ¿Cuál es el horario de oficina?
- ¿Con cuánto tiempo de anticipación debo hacer una cita?
- ¿Cómo se manejan las emergencias?
- ¿Cómo hacen las citas fuera de la agenda o de última hora?
- ¿Tienen un quirófano para cirugías relacionadas con el tratamiento? De no ser así, ¿en qué hospital las realizan?
- Cuál es su dirección y si tienen estacionamiento
- En caso de contar con seguro de gastos médicos ¿acepta mi seguro?
- ¿Hay otros servicios como laboratorio, rayos X, y farmacia en su edificio?
- Si no es así, ¿a dónde tengo que ir?
- ¿Cuál es la política de cancelación?
- ¿Qué formas de pago aceptan?

Si las respuestas a estas preguntas les convienen y los hacen sentir cómodos, es un buen inicio para establecer una relación médico-paciente con el especialista que forma parte o lidera ese centro de fertilidad.

Después, es fundamental la primera reunión con el doctor, ya que evaluarán tanto la comodidad como la confianza que sienten con él y así podrán decidir si será su aliado durante el proceso que están por enfrentar.

Durante la primer cita es muy importante llevar con ustedes y mostrar al doctor todos los estudios previos con los que cuentan para que los revise y, en su caso, complemente, de modo que no sea necesario repetir estudios que pueden ser molestos e incómodos. La mayoría de los estudios de laboratorio tendrán validez de seis meses, por ello, habrá algunos que necesariamente tendrán que repetirse y servirán para poder realizar un diagnóstico actualizado.

Saber si eligieron la clínica indicada puede ocurrir desde el momento en que entren en contacto telefónicamente por primera vez, es importante el cómo se siente quien habló, pues el trato telefónico es un filtro que les indicará la seriedad del trabajo del centro.

En esta primera cita y con ayuda de todas las cosas que llevarán para poder realizar un diagnóstico, es muy conveniente que evalúen del especialista:

◆ Su personalidad
◆ La manera en que los trata y se dirige a ustedes
◆ Si escucha con interés y resuelve las dudas y preocupaciones
◆ Pregúntense ¿se sienten cómodos para elegirlo como su médico?
◆ ¿Cómo se muestra ante las preguntas que le hacen?
◆ ¿Qué tienen que hacer ustedes como pacientes para que la relación sea más adecuada?
◆ ¿Trabaja con otros especialistas relacionados con el área de Medicina Reproductiva?
◆ Durante cada cita que tengan en el centro, ¿él será el único médico que los atenderá o hay más médicos en el centro que también podrían encargarse de su caso?

Si ustedes llevan en mente estas preguntas y sugerencias será más fácil elegir a un médico especialista o centro de fertilidad y una vez tomada la decisión, se sentirán en las manos correctas para poder resolver la dificultad por la que están pasando para concebir.

Una vez que eligieron a su médico espe-cialista y están por empezar su atención, hay que considerar que para poder comenzar con una sugerencia de tratamiento es necesario que se tenga un diagnóstico, tal como lo expuso el doctor Carlos Maquita en el capítulo de "Diagnóstico y pronóstico"; un médico especialista confiable es aquel que siempre tiene como base un diagnóstico global del problema y que les puede decir cuáles son las posibilidades a partir de ese momento. No deben aceptar un tratamiento sin antes haber recibido un diagnóstico que lo justifique y aunque puede ser incómodo hablar de dinero, es indispensable hacerlo para tomar decisiones, hay que saber los costos de los tratamientos y de aquellos gastos extra que podrían significar su abandono.

Mi primera cita

Después de haber evaluado y realizado la elección del especialista adecuado para ustedes, llegó el momento de la primera cita, en la cual hablarán de su padecimiento. Es importante que se presenten lo más relajados que puedan, con la mejor actitud y los sentidos bien alerta, ya que esta conversación será el punto de partida para solucionar su problema.

Es una buena idea que antes de entrar a la consulta se tomen un café o un helado en algún lugar donde se sientan a gusto, para llegar muy tranquilos y sintiéndose un equipo. Platiquen desde antes acerca de todas las dudas que tienen y hagan lo posible por anotarlas; de hecho, es recomendable tener una libreta de preguntas y anotaciones para su tratamiento médico. Pónganse de acuerdo en algunas cosas tales como ¿quién será quien hable o explique el motivo de la visita y cuáles son las cosas importantes a tratar en esta cita inicial? Es importante que tengan claro todo lo que van a decir, pues a veces es tanto lo que queremos platicar o preguntar, que podemos ser poco claros.

¿Qué preguntar al especialista en reproducción sobre él mismo?

Son varios los puntos que deben discutir.

El primero es su experiencia en el manejo de estos casos, si se dedica a realizar únicamente tratamientos o si ejerce la Medicina Reproductiva, que incluye la Reproducción Asistida y la Cirugía Reproductiva. Pregunten si pertenece a alguna asociación de esta especialidad, y si cuenta con algún reconocimiento de la Asociación Mexicana de Medicina de la Reproducción (AMMR), la American Society of Reproductive Medicine (ASRM) o la European Society of Human Reproduction and Embriology (ESHRE). Sin pena, pregunten cuáles son sus porcentajes de éxito, qué tan frecuente es que tenga embarazos múltiples y cuántos procedimientos realiza al año. Cuestionen sobre su centro, si cuenta con autorización y acreditación para realizar el trabajo de Reproducción Asistida que ofrece, recuerden que primero que todo, un centro deberá tener la validación de las autoridades sanitarias correspondientes para poder realizar servicios de salud y, posteriormente, es muy recomendable que tenga también la acreditación de algún organismo regulador o concentrador de la información, como la Red Latinoamericana de Reproducción Asistida.

La importancia de que los especialistas pertenezcan a este tipo de asociaciones y de que el centro sea reconocido, es por la posibilidad que tienen de actualizar sus conocimientos, así como sus equipos para tener la tecnología de punta con la que pueda ofrecer a los pacientes las mejores opciones.

Durante la primera cita, el médico realizará una historia clínica de ambos y preguntará datos específicos sobre los antecedentes reproductivos, revisará los estudios o análisis previos si es que existen; cuestionará si se han sometido a algún tratamiento de fertilidad con anterioridad o si actualmente están bajo alguno. Deben estar preparados para que haga preguntas de su historia íntima que posiblemente no han comentado entre ustedes, es muy importante que sean sinceros, porque deberá saber todos los detalles de su historia, incluso pueden hablar de manera individual con él, ya que guardará la información, pero es fundamental que expliquen todos los detalles.

Luego seguirá la revisión ginecológica: por lo regular en esta primera cita a la mujer se le realizará un ultrasonido o ecografía transvaginal, es decir, la exploración vía vaginal de los ovarios y el útero; será la enfermera la encargada de explicar a la mujer cuál es la manera en la que deberá vestirse y acomodarse.

La revisión íntima involucra muchas veces gran incomodidad, pero deben saber que el médico es un especialista que hace este tipo de exploraciones a todas las pacientes que lo visitan. Es una revisión rutinaria e indispensable para poder corroborar un diagnóstico y realizar planes futuros de estudios y tratamiento. Debido a que usualmente el equipo de enfermería está compuesto por mujeres, es una buena idea que, antes de la revisión ginecológica pregunte a la enfermera cómo va a ser, con el fin de sentir más confianza.

Revisión

La revisión ginecológica es fundamental y es la que guiará al especialista para los siguientes pasos de su tratamiento, es muy importante que durante la primera cita se den el tiempo para hacer la revisión ginecológica minuciosamente, lo que arrojará evidencias del padecimiento. Es en ese momento que la mujer debe hablar de síntomas específicos de la salud ginecológica y de los tratamientos que se ha realizado.

¿Qué deberán hacer durante la revisión ginecológica y durante la consulta resultante de la misma?

1. Pidan al médico que explique, paso a paso, lo que hace durante la exploración: esto servirá a la mujer para conocer mejor su cuerpo, y a ambos para comprender qué es lo que el especialista está observando.
2. Si después de la exploración el médico pide a la mujer que se realice ciertos análisis o pruebas extra, deben preguntar cómo serán realizadas y qué se trata de encontrar en cada una de ellas.
3. Si tienen el antecedente de algún padecimiento en el aparato reproductor, es indispensable que se lo hagan saber, ya que el problema que los ha llevado a su consultorio pudiera ser una consecuencia del mismo. De ser así, pidan que les explique cuál será el tratamiento y cómo pueden evitarlo o reducir las probabilidades de que se repita.
4. Si durante la revisión todo parece estar bien, también sería interesante hablar sobre, ¿cuáles serían las señales de que algo se está saliendo de la normalidad?, ya que eso podría dar algunos parámetros para discutir en una futura cita y puede significar una diferencia

en la salud a futuro.

5. La mujer debe asegurarse de mencionar al médico si ha experimentado algún dolor inusual o dificultad para realizar cualquier función normal, ya que en muchas ocasiones esos detalles, a veces considerados insignificantes, pueden ser los síntomas más reveladores de una enfermedad, así que no hay que dudar en decirlos.

6. Si el médico indicó fármacos o estudios antes de terminar la consulta, deberán asegurarse de haber entendido lo que se va a hacer y en el caso de medicación, corroborar el modo, tiempo y las instrucciones de dosificación, así como los efectos secundarios que tendrán al ingerirlos; esto evitará que se angustien sin motivos.

Posterior a la primera cita

Después de una primera cita es necesario que ustedes se sienten de nuevo a charlar sobre sus impresiones; quedarse con el especialista debe ser por sentir confianza en su proceder y en los estudios que pudo haber indicado, así como por la comodidad con la que ustedes se sintieron con él.

Si les fueron indicados algunos estudios adicionales, deberán esperar a tener los resultados de los mismos para solicitar la siguiente cita. Ya sea después de los análisis complementarios, o si ya los tenían, hay que discutir con el médico lo siguiente:

¿Requiero análisis adicionales?

Antes y durante el tratamiento será necesario realizar estudios diagnósticos, tal como la doctora Lourdes Flores explicó en el capítulo "Diagnóstico y pronóstico, la clave del éxito". Hay que hacer una buena cantidad para poder llegar a un diagnóstico, y durante los tratamientos también será necesario realizar controles de hormonas y seguimientos foliculares, que son ultrasonidos que servirán al médico para comprobar la adecuada evolución del tratamiento. Aunque ya leímos de qué consta cada uno y puede ser que los conozcamos, es muy importante que pregunten al especialista o a la enfermera cómo prepararse para ellos. Hay estudios que son típicamente molestos como es el caso de la histerosalpingografía, o incómodos, como la espermatobioscopía y la espermiograma. Siempre ayudará conocer la experiencia de otras parejas que se han realizado estos estudios, pero antes de leer cualquier blog con el que puedan "asustarles", es muy adecuado y tranquilizador preguntar al médico cuáles son los requisitos para realizarlos, cómo deben prepararse para ellos, con cuánto tiempo de antelación hay que hacerlo, cuánto durarán, etcétera; piensen que no necesariamente pasarán por las mismas molestias que el resto de las personas a las que se les han realizado estos estudios, y entre más informados se encuentren, menos molestos serán.

La sugerencia de estar bien informados incluye también los momentos culminantes del procedimiento, como el paso a quirófano para una punción folicular o una biopsia testicular, el momento de la inseminación o de la transferencia embrionaria; siempre apóyense en el médico y su equipo para saber cuáles son las indicaciones a seguir, no importa a quienes hicieron los mismos estudios o procedimientos, y sobre todo, en el caso de que se hayan atendido en centros distintos. Hay muchos factores por los cuales existen diferencias en las indicaciones a seguir para la realización y recuperación de los procedimientos, que pueden ser el tiempo que ha transcurrido desde que la otra pareja se hizo el tratamiento (el área también evoluciona y se actualiza), las propias ideas, temores y mitos de la pareja que está hablando de su experiencia, la formación del médico que dio las indicaciones a seguir, el caso particular ante el que se están dando las instrucciones, entre otros aspectos a considerar. Lo importante es que ustedes tomen muy en serio las indicaciones del médico para prepararse y someterse a los tratamientos especializados, y si hay alguna duda, deberán preguntar nuevamente; recuerden que él es el especialista y lo fundamental y necesario que es seguir sus indicaciones, pues de ello dependerá que su tratamiento signifique la menor cantidad de molestias posibles.

En este sentido, consideren que está respaldado por un equipo de especialistas en sus áreas, así que pueden acercarse también al personal de enfermería o del laboratorio de andrología o embriología: ellos también podrán apoyarles para que todos los estudios y procedimientos sean lo más llevaderos posible.

¿Cuál es mi diagnóstico?

Una vez que se cuente con todo lo necesario para tener un diagnóstico completo (consultar el capítulo "Diagnóstico y pronóstico"), hay que solicitar al médico que les explique detalladamente el factor que está causando la infertilidad, así como las posibles causas, el pronóstico que tiene y el tratamiento que se deberá realizar. No duden en preguntar, es necesario estar claros respecto al diagnóstico que les es dado y a la manera en la que se puede resolver. Si lo requieren, soliciten a su médico fuentes de información como folletos, sitios web, libros o revistas, para poder aclarar aún más su diagnóstico. Existen múltiples sitios web de clínicas, asociaciones y enciclopedias que pueden consultar, pero una sugerencia es entrar sólo a aquellas que su médico considere confiables, pues hay algunos sitios que no están correctamente actualizados y algunos otros que son escritos con prejuicios que distan de ser científicos, por ello hay que ser cuidadosos.

A continuación encontrarán las direcciones de algunas páginas que brindan información científica dirigida a profesionales de la salud y pacientes. Son fuentes de información complementaria o de apoyo, no duden en consultarlas, además de la que, seguramente, les dará su médico:

Asociación Mexicana de Medicina Reproductiva https://www.ammr.org.mx
Red Latinoamericana de Reproducción Asistida http://www.redlara.com
American Society for Reproductive Medicine http://www.asrm.org
European Society of Human Reproduction and Embryology http://www.eshre.eu
National Infertility Association http://www.resolve.org

A partir de que su diagnóstico les quede bien claro, deberán considerarse listos para el tratamiento de Reproducción Asistida. Siempre que haya dudas, antes, durante o después de su tratamiento, podrán revisar la información que les dio el médico y sentirse en la confianza de volver a preguntar las veces que sea necesario.

¿Necesito alguna cirugía?

La mayoría de los centros de fertilidad contará con un quirófano para realizar cirugías de corta estancia, pues se necesitarán para resolver problemas ginecológicos que afectan la función uterina, como miomatosis, pólipos, síndrome de Asherman o adherencias, y pueden realizarse en el mismo centro. Cuando hay necesidad de alguna cirugía mayor y si el centro no es parte de una unidad médica hospitalaria, deberán conducirlos a una.

En un ciclo típico para la Inseminación o Fertilización In Vitro, la paciente deberá inyectarse medicamentos hormonales de manera diaria, usualmente en el abdomen, por lo que conviene que ambos aprendan a inyectar.

Si cualquiera de los dos necesita un procedimiento quirúrgico previo a su tratamiento de fertilidad, es muy conveniente entender su utilidad para tranquilidad de ambos; es importante que discutan con el médico todo lo que deben saber para el cuidado previo y posterior a éste.

Antes de cualquier cirugía es necesario un ayuno de al menos ocho horas, en el que no se deberá tomar ni siquiera agua, aunque hay una pequeña excepción para quienes están tomando algún medicamento así que deberán preguntar de qué manera y a qué hora tomarlo, mencionar esto es fundamental. Muchas de las complicaciones quirúrgicas pueden estar relacionadas con la falta de cuidado previo del paciente, es decir, por no seguir las indicaciones de las horas anteriores a la cirugía. Ante cualquier duda hay que consultarlas detalladamente con el médico especialista o pueden hacer una cita directamente con el anestesiólogo, si es el caso.

El cuidado posterior también es importante, pues mientras hay cirugías que no requiere casi ninguno, habrá algunas otras para las que deban guardar cierto reposo o tomar acciones de atención. Es necesario preguntar el tipo de cuidado inmediato posterior y el de los días subsecuentes, pues para estar tranquilos deberán hacer planes, ya que muchas veces habrá que solicitar permiso en su trabajo o necesitarán ayuda de alguien más para terminar su recuperación. Algunas complicaciones de la cirugía también están relacionadas con no tener el reposo que el médico indicó, así que una vez que cuenten con toda la información necesaria hay que asegurarse de llevar al pie de la letra todas las indicaciones que les dieron.

¿Cuál es el tratamiento?

Una vez que tienen un diagnóstico lo que sigue es preguntar cuál es el tratamiento indicado para intentar resolver su padecimiento. Dudas muy comunes a este respecto, suelen ser si habrá algún efecto secundario en el cuerpo por el consumo de hormonas, si están en riesgo de un embarazo múltiple, si existen mayores posibilidades de tener un bebé con alguna dificultad por el tiempo que ha pasado sin que puedan concebir, si la salud de la madre estará comprometida, si el embarazo será de alto riesgo. A veces este tipo de inquietudes no son externadas al médico por considerarlas tontas, sin embargo, son de lo más frecuente; esto ayudará para poder realizar un tratamiento de manera tranquila y sentirse en armonía con el equipo médico.

Existen tratamientos alternativos que ofrecen solución para las dificultades reproductivas: masajes, acupuntura, alimentación naturista, homeopatía. Si están considerando tomar alguno de ellos a la par de su tratamiento de fertilidad, es indispensable que lo comenten con el médico. Muchos tratamientos son inocuos y algunos se consideran adecuados a la par del de Reproducción Asistida, pero lo más importante es que antes de hacer nada, lo comenten con su médico tratante, pues esto puede evitar gastar dinero en algo infructuoso o tomar algo que pudiera interferir con el tratamiento médico. Nunca tomen nada, por más inofensivo que parezca, sin haberlo consultado con su médico. Cuando ustedes estén bien tranquilos con el tratamiento que les será realizado desde el punto de vista médico, físico y emocional, todo ocurrirá de manera adecuada.

¿Qué medicamentos necesito?

Para un tratamiento de Reproducción Asistida la mujer tomará o se inyectará medicamentos hormonales. En los protocolos de estimulación para todos los tratamientos se producirá algo llamado "hiperestimulación ovárica controlada", es decir, llevar a más de un folículo (que es la bolsa donde crecen los óvulos) a crecer, para poder lograr que más de un óvulo madure. Es muy importante hablar con el médico respecto a los medicamentos que se aplicarán a la mujer, pues existen múltiples mitos respecto a los efectos secundarios que pueden generar, sin embargo, este procedimiento usualmente no tiene consecuencias adversas para la paciente. La cantidad de fármacos que se administrará dependerá del tratamiento a efectuar: mientras que en el coito programado serán menos los medicamentos administrados, para la fertilización *in vitro* se utilizará una mayor cantidad.

Tras años de usar este tipo de técnicas podemos saber que los medicamentos para los tratamientos de Reproducción Asistida no están asociados con riesgos congénitos de los bebés ni con cáncer de ovario como antes se decía, por lo que pueden considerar seguros para la mujer y los posibles hijos este tipo de tratamientos. Para que estén perfectamente informados respecto a la hiperovulación, la American Society for Reproductive Medicine tiene en línea el documento en español llamado "Medicamentos para inducir la ovulación. Guía para pacientes", en el que explica con detalle la función de cada uno de los posibles medicamentos que podrán ser usados; ustedes pueden consultarlo conforme avance su tratamiento.

Conviene mucho hacer con el especialista un listado de los medicamentos que usarán y un presupuesto aproximado, pues constituye una parte muy importante del total de los gastos, sin embargo, lo mejor es estar en un centro en el que puedan adquirirlos directamente, con el fin de evitar correr el riesgo de no encontrar alguno en las farmacias, lo cual puede amenazar la continuidad y resultar en una experiencia muy estresante.

En un ciclo típico para la inseminación o fertilización *in vitro*, la paciente deberá inyectarse medicamentos hormonales de manera diaria, usualmente en el abdomen, por lo que conviene que ambos aprendan a inyectar, así que es conveniente acercarse a la enfermera del grupo médico o a cualquier personal de apoyo de la salud para solicitar que les enseñe a hacerlo. La medicación es la base del tratamiento de reproducción asistida, así que dominar esto les significará tener control de una parte muy importante del proceso médico que estarán viviendo, para poder llegar a cumplir el sueño de ser padres.

¿Debo hacer algún cambio en mi estilo de vida?

Previo al tratamiento de Reproducción Asistida, y durante el mismo, es posible que deban cambiar algunos hábitos. Pregunten al médico cuáles son aquellas cosas de la vida cotidiana y, en particular, las actividades que ustedes hacen, que pudieran afectar en el tratamiento, a su salud y al embarazo. Recuerden que hábitos tales como el consumo de tabaco, cafeína, alcohol o grasas, así como estar expuestos a cierto tipo de solventes o sustancias dañinas, pueden incluso haberles llevado al padecimiento de la infertilidad, ya que están relacionados con el daño a nuestras células reproductivas.

Recordemos también que la obesidad en el varón está relacionada con un incremento de hormonas femeninas y disminución de masculinas, además de aumento en la temperatura testicular; asimismo, en la mujer se ha relacionado con alteraciones de las hormonas y de los ciclos menstruales, disminución de embriones de adecuada calidad, abortos espontáneos y crecimiento de las posibilidades de defectos al nacimiento, por lo que es muy posible que el médico indique la conveniencia de bajar de peso para mejorar los resultados de los tratamientos. Si alguno de los dos tiene sobrepeso u obesidad, posiblemente vendría muy bien desde antes de llegar a su centro de fertilidad buscarán consejo nutricional. Si el médico no lo sugiere, no lo den por hecho y pregunten sobre la conveniencia de llevarlo a cabo.

Se ha relacionado a algunos alimentos como más indicados cuando se está en tratamiento de Reproducción Asistida, especialmente aquellos altos en omegas y complejo B, pero, antes de cambiar su dieta, el especialista deberá indicarles si es adecuada o deberá ser modificada.

De la misma forma, durante los tratamientos les será sugerido disminuir ejercicios físicos, especialmente vigorosos, a unos 30 minutos diarios de ejercicios suaves. Si de manera cotidiana realizan deportes vigorosos por más de una hora, especialmente la mujer, es importante que lo platiquen con el médico para que les indique la manera en la que deberán modificar este hábito.

El tabaco es un factor bien conocido de infertilidad tanto femenina como masculina y se sabe que para las mujeres fumadoras es necesario casi el doble de intentos de tratamientos para lograr quedar embarazadas, así como es mayor, tiene mayor posibilidad de sufrir un aborto. Por ello deben hablar muy sinceramente de la cantidad de cigarros que fuman, para que el especialista sugiera los cambios que deben hacer antes de comenzar su tratamiento. Lo mismo ocurre en el caso del alcohol.

La Medicina Reproductiva y los seguros de gastos médicos en México

¿Mi seguro médico cubre lo que ha recomendado?

Uno de los principales inconvenientes por los que una pareja no puede llevar a cabo un tratamiento de Reproducción Asistida es por la dificultad para acceder a los mismos en el sector salud, y por su alto costo en los centros privados. Aunque actualmente la oferta ha aumentado considerablemente y los precios son más accesibles que en décadas pasadas, la realidad es que los tratamientos son costosos y quedan fuera del alcance de muchos bolsillos. Los seguros de gastos médicos son una ayuda si están en tratamiento, pues pueden abarcar cirugías ginecológicas o masculinas, así como los gastos de algún tipo de infecciones y de algunos otros tratamientos previos o posteriores. Por ello, si cuentan con algún tipo de seguro no duden en preguntar al especialista qué tipo de estudios y tratamientos podrían cubrir con él. Actualmente en México, ningún tipo de seguro contempla el tratamiento de la infertilidad como tal.

¿Hay algo más que debería saber?

No hay manera de adelantarse a todos los detalles e imprevistos que pueden surgir durante su tratamiento de Reproducción Asistida, sin embargo, si tienen en cuenta las sugerencias anteriores, habrá menos cosas que se les saldrán de control. Como el experto tiene conocimiento de todos los casos que ha atendido durante su carrera y los puede comparar con el suyo, le será más fácil visualizar detalles de las cosas que podrían necesitar atención en su caso y que para ustedes podrían pasar desapercibidos.

Es muy bueno que puedan acercarse al doctor para charlar y determinar si hay algo que se les olvidó preguntar o que él considera que debieran tener en cuenta para poder llevar a cabo su tratamiento de la manera más tranquila posible. Esto les conviene a ustedes, pero también es positivo para la relación médico-paciente, entre más información tengan, mejor se podrán comunicar con el especialista y menos imprevistos surgirán.

¿Puedo llamarlo para hacerle preguntas?

Usualmente el especialista estará disponible para ustedes de manera telefónica, pero recuerden que durante sus consultas deberán resolver todas las dudas posibles y dejar para las llamadas telefónicas sólo las de emergencia. Una vez que comiencen su tratamiento es conveniente que se aseguren de tener el número telefónico directo del doctor para poder localizarlo en caso de urgencia; de la misma forma deben contar con los números de teléfono de los médicos que trabajen en su equipo y del personal de enfermería, pues también ellos están relacionados con su caso y con otros semejantes, y están en comunicación constante con el médico, por lo cual ellos también pueden ayudarles en dudas de emergencia que muchas veces pueden marcar el éxito o el fracaso de un tratamiento de Reproducción Asistida.

TESTIMONIO

Celia Olivares
Diagnóstico: Factor masculino

Internet en auxilio de la cigüeña

El caso de Celia es uno más de los que han vivido muchas parejas en nuestro país: después de haberse casado, planeó con su esposo esperar alrededor de un año para pensar en la llegada de su primer bebé, por lo que él era quien se cuidaba utilizando preservativo. Al cabo de un año de establecerse como familia empezaron la búsqueda del nuevo miembro, pero después de dos años de intentarlo sin éxito, decidieron acudir al ginecólogo, donde desgraciadamente no encontraron respuestas pues el doctor no supo decirles qué problema tenían.

La incertidumbre y la ilusión por ser madre llevó a Celia a consultar en una de las herramientas tecnológicas de más auge, Internet, donde afortunadamente encontró la página de Red Crea. Al poco tiempo la pareja se entrevistó con el doctor Carlos Maquita, quien después de realizarles exámenes, les comunicó que su problema correspondía a un caso de factor masculino, por lo que deberían ser canalizados con una andróloga.

Dos meses después de cumplir al pie de la letra con el tratamiento establecido por la andróloga, la pareja estaba lista para llevar a cabo la técnica de ICSI (que consiste en la fecundación de los ovocitos por inyección de un espermatozoide en su citoplasma mediante una micropipeta). A los pocos días se realizó la transferencia de cuatro embriones, y al primer intento realizado la prueba de embarazo salió positiva. La noticia se confirmó 15 días después, cuando se llevó a cabo el primer ultrasonido, aunque también reveló que sólo uno de los embriones había logrado desarrollarse.

"Después de tres años, afortunadamente llegamos con la persona adecuada, no hicimos un recorrido de doctor en doctor. Él siempre nos habló con la verdad, fue honesto, realista y nunca nos aseguró que tendríamos un bebé; esa sinceridad y su buen trato nos brindó la confianza que nosotros necesitábamos para hacer el tratamiento", asegura Celia, que actualmente vive junto a su esposo una de las mejores etapas de su vida, ya que hace seis meses se convirtieron en padres de un hermoso niño.

LIM
PIAR

el closet para hacer nido

Saquen de su vida todo lo que no les sirva y hagan un espacio para el mejor proyecto: ser papás.

Lic. Emma Torra Lázaro

"Cuando hacemos lo mejor que podemos, nunca sabemos qué milagro se forja en nuestra vida, o en la vida de otro."

Helen Keller

Los aspectos emocionales relacionados con la infertilidad suelen ser poco tratados, a pesar de que ocupan un lugar primordial en la vida del hombre y la mujer que los enfrentan. Los tratamientos de Reproducción Asistida, que comúnmente son muy demandantes física, económica y emocionalmente, pueden generar una gran variedad de sentimientos. Por ello es muy importante conocer y poner en práctica algunas estrategias útiles para que la pareja logre salir adelante y superar esta difícil etapa, manteniendo una buena comunicación entre sí, ya que para cada uno, los sentimientos, significados y vivencias en relación con la infertilidad y los tratamientos son diferentes.

La experiencia marca que, efectivamente, existen personas que tienen una gran capacidad para comunicarse, resolver problemas, mantener una actitud positiva y superar situaciones críticas. Los estudiosos de la psicología positiva coinciden en que las personas poseen una cualidad llamada *resiliencia*, que es la capacidad de sobreponerse a periodos de dolor emocional y situaciones adversas, incluso resultando fortalecidas y llegando a alcanzar un estado personal óptimo. Desde la Neurociencia se considera que las personas más resilientes tienen mayor equilibrio emocional frente a las situaciones de estrés, soportando mejor la presión. Esto les permite tener una sensación de control frente a los acontecimientos y mayor capacidad para afrontar los retos.[1]

La pregunta que ahora surge es ¿cómo puede una pareja que enfrenta dificultades para concebir, que se somete a uno o más tratamientos y que experimenta un alto grado de desgaste emocional, sobreponerse a las situaciones adversas y lograr mayor equilibrio emocional? El hecho de que la pareja enfrente situaciones adversas no significa que está condenada a sufrir.

La resiliencia o capacidad para afrontar con éxito la adversidad se puede aprender. Consiste en desarrollar una serie de habilidades que frecuentemente se encuentran presentes en las personas en mayor o menor grado. Si en la pareja ambos tienen la disposición para trabajar en su persona y en la relación, siempre tendrán la posibilidad de superar las adversidades o las presiones que acompañan a las dificultades reproductivas.

¿Para qué prepararse ante la infertilidad?¿Cuál es el beneficio?

El manejo óptimo de las emociones y de los aspectos psicológicos es fundamental para el bienestar de quienes enfrentan la infertilidad. A través de numerosos estudios se ha comprobado la relación que existe entre los aspectos psicológicos y los aspectos físicos del organismo. Los factores psicológicos influyen en la fertilidad del hombre y de la mujer, así como en el resultado de los tratamientos.

Por una parte se ha analizado el efecto negativo que tienen la ansiedad y la depresión en la fertilidad.[2] Se ha descubierto también que el estrés prolongado afecta negativamente la salud física ocasionando diversas enfermedades, entre ellas las del sistema reproductivo. En la mujer, el estrés puede afectar hormonas que son decisivas para la ovulación, llegando al punto de inhibirla.[3,4] En el hombre, los altos niveles de estrés pueden comprometer la cantidad y calidad de los espermatozoides.[5] Por otra parte, se han realizado estudios que revelan los efectos positivos del tratamiento psicológico para contrarrestar los altos niveles de ansiedad y de depresión. También se ha demostrado que la práctica constante de la relajación contrarresta los efectos del estrés, brindando salud física y bienestar emocional a las personas que enfrentan la infertilidad y los tratamientos.[6]

La atención psicológica para las parejas con infertilidad ha sido altamente recomendada desde 1980 por diversas asociaciones y profesionales de la salud mental alrededor del mundo, quienes han trabajado con parejas que enfrentan esta condición[7]. Como resultado de estas recomendaciones, se han desarrollado numerosas intervenciones terapéuticas partiendo de varios modelos psicológicos y desde varias perspectivas teóricas. Los objetivos terapéuticos de las intervenciones han sido establecidos considerando los efectos emocionales negativos que tiene la infertilidad en las parejas, los cuales fueron observados a través del trabajo clínico y las investigaciones. Los principales objetivos de las intervenciones psicológicas son la disminución de la ansiedad, el mejoramiento de las habilidades personales para afrontarla, el mejoramiento en la calidad de vida y en las relaciones interpersonales, y el aumento en las tasas de embarazo. 8

En este capítulo presentaremos algunos principios que consideramos útiles para la pareja, a fin de que logren afrontar la infertilidad y los tratamientos manteniendo la mayor estabilidad emocional posible. Para recopilar estos principios, tomamos como base los objetivos de las intervenciones psicológicas orientadas a las parejas que enfrentan la infertilidad, algunos elementos fundamentales que contribuyen a que una intervención psicológica sea efectiva[9] y las necesidades que tienen las parejas en los diversos momentos por los que atraviesan a lo largo de su experiencia de infertilidad.

Algunos principios se relacionan con cuestiones muy prácticas, incluso se plantean ejercicios concretos. Otros en cambio, plantean la reflexión de ideas, conceptos, pensamientos y sentimientos que aunque no parecen concretos, pueden estar muy presentes en la vida cotidiana de la pareja e influir en su forma de pensar, de sentir, de actuar y de relacionarse.

Las diferencias personales al interior de la pareja pueden parecer aún más evidentes cuando se trata de temas sensibles como la fertilidad y la crianza de los hijos.

Reflexiones personales sobre la maternidad y paternidad

Antes que todo, hay que reflexionar un poco. Durante el tiempo en que se está intentando quedar embarazados, surgen infinidad de pensamientos y sentimientos. Muchos de éstos son recurrentes y pareciera que nunca terminan. Se presentan en forma desordenada y toman por sorpresa a la persona. Unos reflejan deseos, otros denotan preocupaciones o miedos y algunos otros invitan a crear escenarios futuros sobre la vida de la pareja con su bebé. Los pensamientos pueden ser muy útiles si la persona logra visualizarlos, ordenarlos y atenderlos. En los siguientes incisos se plantean algunos aspectos importantes para reflexionar, de modo que cada miembro de la pareja logre identificar el significado de ser mamá o papá, sus expectativas, sus miedos, sus habilidades, así como hacer una revisión de su situación actual.

El significado de ser padres

Cuando una pareja decide tener hijos, surgen preguntas como: ¿Por qué quiero tener un hijo?, ¿Qué significa para mí ser mamá o papá? Para cada persona, de acuerdo con sus creencias, su cultura, sus principios y su historia, un hijo puede tener diferentes significados: el anhelo de trascender, la expresión de la unión con aquel a quien se ama, el último y desesperado intento de sostener un vínculo que se ha destruido, la realización como mujer o como hombre, el deseo de continuar con el linaje familiar[10] El significado puede ir desde una dimensión individual, en la que los motivos para tener hijos están relacionados más estrechamente con la alegría y placer personales, hasta una dimensión familiar y social, en la cual los motivos para tener hijos se vinculan con los roles sociales de los adultos, entre los cuales destaca la paternidad y la maternidad.[11]

La fertilidad tiene significados particulares para el hombre y la mujer. Estos pueden estar estrechamente relacionados con la identidad, la autoimagen y la seguridad personal, así como con los valores de la familia y con las creencias culturales. Si tener un hijo puede representar tantas cosas, más aun el hecho de no poder concebirlo puede encerrar un gran significado personal.

No existen significados correctos o incorrectos, todos son igualmente válidos. Por ello es conveniente que hagan una reflexión para identificar lo que significa para cada uno la fertilidad, tener un hijo, o el hecho de no poder concebirlo.

Las expectativas

Pensar en tener un hijo equivale a imaginarse una serie de situaciones y escenarios futuros. Inevitablemente ambos miembros de la pareja tienen deseos y expectativas relacionadas con el tratamiento, el embarazo, y su vida como padres. Sin embargo, en ocasiones pueden no atreverse a reconocerlas, o bien sentir miedo de que aquello que esperan no se lleve a cabo o no funcione. A medida que identifiquen y acepten lo que desean y lo que esperan podrán prepararse mejor para lograrlo o bien para aceptar y disfrutar lo que se presente aún si es diferente a lo que esperaban. Pueden reflexionar sobre qué tan sincronizados se sienten con su pareja respecto al deseo de ser padres y qué tanto apoyo sienten en lo relativo a buscar el embarazo, si tienen preferencia por algún sexo y el número de hijos que quieren tener: imaginarse cómo será su hijo y cómo serán ustedes mismos como mamá o papá; pensar cómo organizarse para el cuidado del pequeño; reflexionar sobre los valores o principios que quieren transmitirles a sus hijos; o bien plantearse cuáles habilidades consideran que tiene su pareja como mamá o papá e incluso lo que esperan de él o ella. Preguntarse de qué manera ser papás puede cambiarlos y cambiar su relación. Finalmente, dialogar con su cónyuge sobre sus propias reflexiones puede ayudarlos a compartir sus deseos y expectativas, y juntos ir adecuándolos a su vida y a las experiencias que se vayan presentando.

Las habilidades y fortalezas

Cuando la pareja hace el recuento de las destrezas y cualidades que cada uno considera tener como mamá o papá pueden surgir aspectos que los hagan sentirse seguros ante la experiencia que van a emprender. Las habilidades de cada persona pueden ser muy numerosas y variadas, de hecho, todas ellas pueden tener una función primordial en la crianza de los hijos, a pesar de que al momento de revisarlas no parezcan estar relacionadas con esta importante tarea. Incluso cada quien puede descubrir que sus habilidades se complementan con las de su pareja, de manera que juntos pueden formar un gran equipo. Hace tiempo existía la creencia de que la maternidad era una cuestión de mujeres; afortunadamente esta actitud ha cambiado con el tiempo y en la actualidad cada vez son más los hombres que se involucran estrechamente con su pareja en el proceso: tratamientos de Reproducción Asistida, embarazo y crianza de sus hijos[10]

Los miedos

Cuando una pareja desea tener hijos es común que sienta algunos miedos al imaginar la responsabilidad que implica su crianza y educación, o que tenga temores con respecto a la salud de la madre y su hijo. Pero al enfrentar dificultades para concebir y someterse a tratamientos los miedos de ambos pueden intensificarse o multiplicarse. Éstos pueden tener un origen muy diverso, a partir de las creencias personales, de la relación con la pareja, de las expectativas propias y sobre la pareja. Mientras más identificados tenga una persona sus miedos más fácil le será manejarlos y evitar que la paralicen.

Entre las parejas que parecen infertilidad hay algunos temores frecuentes. Por ejemplo, el de no lograr el embarazo con la pareja y especialmente el ser quien presente las causas físicas que lo impiden. Hay quienes sienten temor de no ser capaces de criar a un hijo, de no ser "buena mamá" o "buen papá". Se sienten inseguros en relación con sus capacidades. Para otras personas tener un hijo implica una responsabilidad abrumadora, o bien temen no conectarse afectivamente con él. Hay a quienes les preocupa perder su libertad, no tener tiempo libre, dejar de viajar o de disfrutar la convivencia con su pareja e incluso perderla al momento de tener un bebé. Algunos sienten que no están preparados para ser padres o bien sus niveles de exigencia pueden ser muy altos. Consideran que sus condiciones de pareja, personales, económicas o de trabajo no son propicias todavía y ven muy lejano el día que esas condiciones sean favorables o que ese día nunca llegará.

Las diferencias pueden parecer aún más evidentes cuando se trata de temas sensibles como la infertilidad y la crianza de los hijos. El manejo de éstas entre ambos las diferencias depende de la forma en que cada uno las concibe. Para algunos pueden representar oportunidades para complementarse, pero para otros pueden significar conflictos potenciales. Por ejemplo, uno puede ser muy tolerante y el otro muy estricto, tener distintas religiones, provenir de una familia muy numerosa o muy solitaria, etcétera. Los temores pueden surgir al no ver en la pareja la capacidad esperada para criar a un hijo, al percibir su inseguridad en cuanto a la crianza, o bien inmadurez o irresponsabilidad. Hablarlos puede ser útil para conocerse e ir creando juntos un estilo propio.

Análisis de la situación actual

Antes de empezar a buscar el embarazo o de iniciar con los estudios médicos, es conveniente que cada uno analice en detalle su situación emocional actual en todo sentido: de pareja, familiar, económica, para identificar aquellas áreas en las que ya se encuentran preparados, de manera que puedan tener una influencia positiva que favorezca la toma de decisiones y las acciones, o bien identificar las zonas en las que hay que trabajar un poco a fin de estar listos. Como punto de partida pueden revisar de manera individual la situación actual en cada aspecto de su vida y después dialogar con su pareja para compartir sus reflexiones. Juntos podrán decidir el momento y la forma en la que desean actuar.

El primer aspecto que pueden analizar es cómo se siente cada uno en este momento, es decir, su estado emocional. Por ejemplo, el nivel de tensión o ansiedad en que se encuentran, si éste es bajo, regular, alto o crítico; la manera en que manejan el estrés, que puede ser buena, algo ineficaz o muy inadecuada; la posible existencia de algún problema depresivo y en caso de que éste exista, confirmar que está bajo control o si requiere atención médica. El tipo de sentimientos que predominan en ustedes, los de bienestar, alegría, optimismo, felicidad, entusiasmo, tranquilidad, calma, placer, o los de malestar como enojo, tristeza, culpa, desesperación, ansiedad, miedo, preocupación, celos. La forma en que manejan sus emociones, qué tanto las reconocen, las comunican y las desahogan adecuadamente. El manejo de los duelos, si han logrado asimilar sus pérdidas o si tienen pendiente algún proceso importante.

El siguiente aspecto a considerar es la relación de pareja. Por ejemplo el grado de estabilidad que tienen, si no existen altibajos o conflictos importantes, o si están atravesando por un momento crítico. La manera en que manejan y resuelven los conflictos, si hablan para llegar a soluciones o cada uno lo hace individualmente. Si hablan de lo que sienten y de lo que quieren. El grado de cercanía con su pareja, que se puede reflejar en los objetivos que tienen en común, en las actividades que comparten o en la forma que expresan su afecto, ya sea verbal o físicamente. El grado de apoyo que se procuran uno al otro y si sienten que cuentan con su pareja.

Además de los aspectos propios de la relación, se suman otros relacionados con el embarazo y los tratamientos. En este sentido resulta fundamental preguntarse si lo han hablado lo suficiente con su pareja o si sienten que hace falta reanudar el diálogo. Revisar qué tan conflictivo es el tema de la infertilidad, si es posible llegar a acuerdos o si existen otras opciones, como dejar pasar un tiempo para tratar de coincidir más adelante, o bien aceptar la diferencia y plantear las alternativas que tienen como pareja.

Analizar las condiciones económicas y laborales de ambos es crucial para que juntos logren diseñar un plan de acción a su medida. En cuestión laboral, es recomendable tomar en cuenta qué tan estables o favorables son las condiciones de cada uno o de quien realiza las funciones proveedoras. Evaluar qué tan demandante es el trabajo y considerar si es un momento propicio para iniciar o hacer un tratamiento. Revisar la compatibilidad de los horarios de trabajo con el tratamiento e incluso la conveniencia de suspender uno de los trabajos para realizarlo. En este caso, preguntarse si ambos están de acuerdo y lo que implica para la pareja. Con respecto a la situación económica, pueden revisar qué tan estables o favorables son las condiciones económicas, es decir, si cuentan con los recursos para realizar estudios o un tratamiento, o si es necesario llevar a cabo un plan de ahorro y durante cuánto tiempo. Es conveniente revisar qué tanta ansiedad les ocasiona o qué tan desgastante es el tema económico en relación con el embarazo y los tratamientos, si es un tema que pueden manejar o si les genera conflictos.

La condición física de cada uno es un aspecto digno de revisión. Es fundamental que analicen el grado de salud que consideran tener. Por ejemplo, la existencia de algún padecimiento que sea necesario que atienda un médico antes de iniciar los estudios o tratamientos, hay que preguntarse cuáles son las acciones o medidas que les permitirán mantener su salud en óptimas condiciones, como un régimen adecuado de alimentación, ejercicio y descanso entre otras. En este sentido su médico podrá darles la mejor orientación sobre las medidas que pueden tomar para optimizar su salud. Pueden acordar el momento para acudir a su médico o seleccionar a un especialista para consultarlo sobre los estudios y tratamientos que les permitan aumentar sus posibilidades para lograr el embarazo.

La familia, los amigos y los compañeros de trabajo normalmente son las personas más allegadas a la pareja. Ellos pueden representar una red de apoyo y contención muy importante. Es conveniente analizar el grado de estabilidad en la familia, en relación con los padres, los hermanos, la familia de la pareja, identificar si no hay conflictos significativos o si existen situaciones críticas que atraen la atención y la energía de ambos. Recordar los valores familiares relacionados con la fertilidad, la maternidad y la paternidad. Pueden hacer un recuento de los amigos más próximos y de los compañeros de trabajo más significativos. Revisar el grado de relación con cada una de las personas significativas familiares o amigos, reconocer si la relación es cercana y respetuosa o si existen conflictos. Pueden identificar con cuáles personas cuentan y qué esperan de cada una de ellas.

> **A partir de que una persona decide tener un hijo y durante todo el proceso para lograr el embarazo, surgen pensamientos que muchas veces reflejan miedos o preocupaciones con respecto al tratamiento o a la fertilidad.**

Finalmente, después de considerar los principales aspectos de su vida, cada uno podrá hacer un balance final que le permita concluir qué tan preparado se siente para empezar a intentar embarazarse o para realizar un tratamiento, así como definir cuándo podría iniciar el proceso. A partir de esta revisión personal es conveniente hablar sobre estos puntos con su cónyuge a fin de compartirlos. Juntos podrán identificar las áreas en que muestran fortaleza, en las que son complementarios, y aquellas en las que pueden trabajar para mejorar. Esta visión compartida les brindará la posibilidad de llegar a sus conclusiones como pareja y a establecer acuerdos que obedezcan a las necesidades y capacidades de cada uno.

Cómo preparase para el tratamiento y el embarazo

La experiencia de buscar el embarazo y la vivencia de someterse a uno o más tratamientos no son las mismas cuando una pareja conoce las situaciones que va a enfrentar y cada uno se prepara integralmente de manera personal y con su pareja, que cuando ignora el tipo de experiencia que va a enfrentar y no cuenta con una preparación previa. Desde luego, es más deseable y saludable la primera situación. La preparación integral de la pareja comprende en primer lugar el trabajo individual de algunos aspectos personales importantes y posteriormente la integración de los aspectos que cada uno revisó. Como resultado, ambos pueden compartir ampliamente lo que están enfrentando y juntos tomar las decisiones y las acciones más adecuadas.

Preparación individual

Reflexionar y pulir los aspectos personales es el punto de partida para poner en orden las ideas y manejar los sentimientos de manera adecuada, a fin de mantener el optimismo, la esperanza y la confianza. Este proceso individual equivale a "poner la casa en orden" y sienta las bases para lograr un buen acercamiento con la pareja, especialmente cuando se trata de algo tan importante como decidir tener un hijo y enfrentar las dificultades para lograrlo. Los recursos o herramientas personales son prácticamente ilimitados, pero las personas no necesariamente se sienten seguras de contar con los recursos personales suficientes para responder a las situaciones que se presentan o simplemente no pueden identificarlos. No obstante, todos tenemos fortalezas que ya hemos aplicado en el pasado. Para reconocerlas, hay que recordar nuestros conflictos o problemas personales pasados e identificar de qué manera fueron resueltos, cuáles fueron los pensamientos, los sentimientos y las acciones propias que permitieron su solución, cuánto tiempo tomó, quiénes participaron, la estrategia personal que funcionó, así como la forma propia de comunicarse y relacionarse con los demás.

En los siguientes párrafos se describen varias áreas en las que ustedes pueden prepararse individualmente. En cada una podrán reconocer sus propias fortalezas o recursos, optimizarlos y adquirir otros nuevos.

Preparación mental y psicológica

La mente es sumamente poderosa, tiene una consecuencia directa en nuestros sentimientos y actos conscientes. Si tenemos objetivos claros, pensamientos positivos y soluciones concretas, es muy probable que logremos vivir experiencias satisfactorias y tener sentimientos de bienestar. Durante los tratamientos, así como en los tiempos de recuperación o de espera de resultados, es necesario establecer objetivos personales claros. Intentar pensar y definir qué es lo que se quiere conseguir y cuándo. Por ejemplo, iniciar un tratamiento en dos meses, hablar con su pareja esta semana sobre el médico que van a elegir o bien iniciar un plan de alimentación y ejercicio la próxima semana. Algunos objetivos pueden parecer inalcanzables. Éstos se pueden dividir en metas más pequeñas, de manera que sea más simple lograrlos en comparación con uno muy grande, así pues, aplicando la regla "divide y vencerás" conseguirán simplificar el proceso a través del tiempo. Puede ser que ni siquiera se den cuenta cuando ya estén disfrutando de sus logros. Imaginemos que toman la decisión de iniciar un tratamiento. Ésta podría ser una meta grande, sin embargo puede dividirse en varias más pequeñas como hablar con su pareja para comunicarle su decisión y juntos acordar cuándo quieren iniciar el tratamiento, hacer la cita con el médico, realizar los estudios indicados, reunirse con el médico para saber cuál será el tratamiento, su costo y la fecha de inicio, prepararse física, emocional y económicamente para el tratamiento. Seguir las indicaciones y esperar el resultado. Cada una de estas metas pequeñas podría dividirse en otras más específicas, de manera que puedan ir planificando su vida de acuerdo con sus objetivos y así ir avanzando paso a paso.[12] Recuerden que son ustedes mismos quienes pueden establecer su propio ritmo de avance y objetivos.

Reestructuración de pensamientos

A partir de que una persona decide tener un hijo y durante todo el proceso para lograr el embarazo, surgen pensamientos que muchas veces reflejan miedos o preocupaciones con respecto al tratamiento o a la fertilidad. Estos a su vez pueden generar emociones de malestar como angustia, tristeza, desesperanza. En ocasiones estos pensamientos llegan a ser constantes y repetitivos, e incluso pueden convertirse en una obsesión, generando cada vez más ansiedad. Entonces es preciso detener tales pensamientos y modificarlos a fin de lograr ideas más positivas que generen sentimientos de bienestar como esperanza, alegría, entusiasmo, tranquilidad. Existe una técnica para modificar esta inercia llamada reestructuración de pensamientos. Consiste en visualizar y anotar los que producen sentimientos de malestar. Cada uno se cuestiona formulando preguntas como ¿de dónde viene este pensamiento? ¿Verdaderamente corresponde a la realidad? Se compara con la realidad; usualmente confirmamos que no corresponde. Finalmente, se propone un nuevo pensamiento alternativo que genere sentimientos de bienestar. Se anota, así como los nuevos sentimientos de bienestar que genera. Supongamos que el pensamiento es: "No me voy a embarazar en este tratamiento porque en los anteriores no me embaracé" y que las emociones consecuentes son desesperanza y tristeza. El origen de este pensamiento proviene de la experiencia de no haberse embarazado en los tratamientos anteriores, sin embargo, al compararlo con la realidad no corresponde con ésta, porque cada tratamiento es un evento independiente. Las condiciones anteriores y las actuales son diferentes. El ciclo menstrual de la mujer es distinto a los anteriores y su respuesta también puede ser distinta. Las condiciones de cada tratamiento también son otras, de modo que el resultado del siguiente no está condicionado a los anteriores. Entonces, el nuevo pensamiento podría ser: "Este tratamiento es diferente a los anteriores y existe la posibilidad real de que logre el embarazo", así los sentimientos generados son de esperanza y tranquilidad.

En una libreta anoten lo que viene a su mente y que les genera malestar, preocupación, angustia, tristeza, desesperanza u otros. Conforme los anoten podrán observar que muchos se repiten y que al final quizá la lista no sea muy larga. Apliquen la técnica de reestructuración de pensamientos, anotando sus sentimientos de malestar, los nuevos pensamientos alternos y los nuevos sentimientos de bienestar. Observen el cambio en sus emociones. Pueden diseñar nuevos pensamientos hasta lograr sentir cada vez más emociones de bienestar.

Reevaluación positiva

Otra forma de acallar los pensamientos que generan sentimientos de malestar es enfocarse en los aspectos positivos de una situación difícil. Esto no significa hacer como que todo es maravilloso cuando quizá no sienten que sea así, ni pasar por alto los aspectos negativos de una situación difícil. Lo que significa es optar por tener en consideración los aspectos buenos además de los negativos de una situación, y tener muy presente que aún las situaciones más complicadas tienen algunos elementos positivos. Tomar en cuenta los aspectos positivos puede ayudar a sobrellevar mejor una situación difícil y a sentirse mejor durante algún periodo de espera, ya sea en el consultorio, o en las dos semanas antes del resultado del tratamiento.

La técnica de reevaluación positiva permite enfocarse en los aspectos positivos de una situación difícil.[13] Se basa en una tarjeta que contiene diez maneras diferentes de pensar positivamente. Esta tarjeta se puede llevar en la cartera o en la bolsa, para recurrir a ella en cualquier momento y en cualquier lugar. La técnica consiste en leer las frases y pensar de qué forma se aplica cada frase a ustedes personalmente. Por ejemplo, "voy a aprender de la experiencia". Piensen en una experiencia difícil en particular. ¿Qué sienten que hayan aprendido de esta experiencia? Piensen en todas las partes de la experiencia que les hayan aportado un aprendizaje o un beneficio, inclusive cuando la situación haya sido realmente difícil. La tarjeta puede leerse en la mañana y en la noche, y en algún momento en que sientan la necesidad. Las afirmaciones que contiene la tarjeta son:

- **Me voy a concentrar en los beneficios y no sólo en las dificultades**
- **Voy a intentar pensar más en las cosas positivas de mi vida**
- **Voy a aprender de la experiencia**
- **Voy a intentar hacer algo que me importe**
- **Veré las cosas positivamente**
- **Aprovecharé la situación al máximo**
- **Voy a mirar lo positivo**
- **Voy a encontrar algo bueno en lo que está pasando**
- **Trataré de hacer algo que me haga sentir optimista**
- **Me voy a concentrar en los aspectos positivos de la situación.**

Enfrentar las dificultades o los problemas que se van presentando puede ser un gran reto. Una realidad es que después de resolver una dificultad, sigue otra y luego otra y luego otra y así sucesivamente. La vida y en particular el proceso de buscar el embarazo tienen constantes problemas o retos a resolver. Si se mira solamente el problema, la experiencia puede ser abrumadora. Sin embargo, si ante cada problema se ve la solución, entonces se abren alternativas, caminos para seguir adelante. Cuando surja un problema pueden preguntarse ¿cuáles son las posibles soluciones? Y anotar todas las soluciones posibles que vengan a su mente. Pueden echar mano de su creatividad para idear todo tipo de alternativas de solución, analizarlas y seleccionar la que consideren más viable. Después pueden someterla a prueba para saber qué tanto funciona. Si no, intentar otra opción hasta encontrar la que mejor resuelva el problema.

Una herramienta muy poderosa es la visualización. Esto significa imaginarse en el estado que desean, es decir, observarse mentalmente de la forma final que quieren. Por ejemplo iniciando un tratamiento, teniendo una plática con la pareja en la que lleguen a un acuerdo importante, estando embarazada, cubriendo el costo total del tratamiento holgadamente, estando saludable, sintiendo tranquilidad durante el tratamiento. La visualización consiste en cerrar los ojos y crear mentalmente la escena que se desea. Imaginarla con lujo de detalles, recrearla durante unos minutos al tiempo que se hacen respiraciones lentas. Puede incluir pensamientos que refuercen la escena. Si se desea visualizar al cuerpo saludable haga un recorrido mental por todo el cuerpo desde la cabeza hasta los pies, acompañando las imágenes con pensamientos como "mi cuerpo funciona óptimamente, está sano y listo para el embarazo", "todos mis órganos están coordinados y en armonía". La visualización también puede ser empleada como una técnica de relajación, para disminuir el estrés, imaginando una escena tranquilizadora.

Mantenerse informado

La información tiene una función decisiva en el proceso de preparación personal. Es uno de los pilares para la toma de decisiones. Algunas personas requieren gran cantidad de información, les brinda seguridad y una sensación de control. Otras por el contrario, se sienten angustiadas y abrumadas con la información y prefieren saber únicamente lo indispensable. Actualmente existen medios muy variados por los cuales se puede obtener información. En internet existen numerosos sitios relacionados con la fertilidad y los problemas de infertilidad: aspectos clínicos, emocionales y psicológicos, tratamientos, clínicas y médicos especializados, etcétera. Sin embargo, muchos de estos sitios contienen información poco confiable. Lo más conveniente es consultar los de organizaciones, laboratorios, profesionales o empresas reconocidas y avaladas a su vez por otras instituciones de prestigio, líderes en el ramo, etcétera. Otra fuente confiable de información son los libros especializados en el tema. Hay una gran variedad de autores y temas que pueden ser consultados en las librerías o en internet. El propio médico es la primera fuente de información. Es quien describe a la pareja los factores de infertilidad cuando se identifican, los estudios a realizar, el tratamiento propuesto y algunas técnicas de laboratorio. Cuando accedan a información por medio de internet o de algún libro es conveniente consultarla con su médico para confirmar que la información corresponda a su situación en particular. En ocasiones, la información puede no estar relacionada con su circunstancia y tomarla como válida puede resultarles contraproducente. Antes de buscar pueden preguntarse ¿cuál es la información que necesito para lograr mis objetivos? Y después de haberla consultado, reflexionar si se ha cumplido su objetivo y si consideran que fue suficiente. En ocasiones hablar con otras personas que ya hayan pasado por la misma experiencia que ustedes van a vivir puede resultar provechoso. Esas personas pueden aportar puntos de vista y recomendaciones útiles.

"Señor, concédeme serenidad para aceptar las cosas que no puedo cambiar, valor para cambiar las que sí puedo, y sabiduría para reconocer la diferencia". Esta sencilla oración que originalmente fue encontrada en un obituario en el año de 1941 y que actualmente ha dado la vuelta al mundo a través de diversos grupos de autoayuda refleja un principio muy liberador para quienes lo apliquen. Si una persona que enfrenta dificultades para concebir trata de aplicar este sencillo pero poderoso principio, podría enfocarse con mayor facilidad a realizar todo aquello que está a su alcance, como aplicarse las inyecciones, llegar puntualmente a sus citas médicas, dialogar con su pareja, respirar profundamente en los momentos de tensión, y fluir o soltar con menos dificultad lo que no se puede controlar como el desarrollo de los embriones, el tiempo que tome lograr el embarazo, las reacciones de su pareja. Finalmente, a reserva de cuál sea el resultado de un tratamiento, la sensación de haber hecho todo lo que estaba en sus manos puede ser liberadora y brindarles tranquilidad.

Preparación emocional

Las dificultades para concebir y los tratamientos de fertilidad pueden tener un gran impacto emocional en ambos miembros de la pareja. Los sentimientos que estas experiencias despiertan son muy variados y contrastantes, tanto así, que la vivencia se describe como una "montaña rusa emocional". Sin embargo, las personas están inmersas en los sentimientos y en ocasiones no pueden distinguirlos claramente, o bien no encuentran la forma de expresarlos o de manejarlos de una manera constructiva y terminan por volcarlos en contra de sí mismos o de la pareja. Los sentimientos pueden entonces desbordarse y llegar a generar un gran desgaste personal, así como conflictos importantes en la relación.

Reconocer las emociones es fundamental. Existe una gran variedad de sentimientos de bienestar y de malestar. La alegría, la esperanza, el optimismo, la tranquilidad y la confianza, son algunos de bienestar. En cambio la tristeza, la culpa, la angustia, la desesperación, el estrés, el enojo y el miedo son sentimientos. La manera más directa para que ustedes identifiquen un sentimiento cuando éste no es muy claro, es observar sus sensaciones corporales y relacionarlas con el sentimiento o emoción que le corresponde. Por ejemplo, una persona puede sentir cosquilleo en el pecho y en el estómago y asociar esta señal con optimismo, o sentir que la cabeza le hierve como una manifestación de enojo, o bien notar que la boca se le seca ante una experiencia que le genera mucha angustia. Para otra persona, las manos sudorosas y la respiración agitada puede ser un signo de enojo, o un nudo en la boca del estómago puede representar angustia, o bien ligereza en los brazos y las piernas puede significar tranquilidad. Además, también es posible que reconozcan sus sensaciones corporales conforme el sentimiento se intensifica. Seguramente no son las mismas al empezar a enojarse que al estar furiosos, o al experimentar una ligera angustia que al sentir terror.

Por otra parte, no basta con reconocer los sentimientos. Es preciso aceptarlos y darles un espacio para experimentarlos, en lugar de pretender que no existen o guardarlos en el último rincón posible. Muchas personas sienten miedo de aceptar y expresar sus sentimientos porque creen que no podrán controlarlos, que se desbordarán. Pero sí es posible expresarlos. De hecho es recomendable aprender a manejarlos, especialmente los sentimientos de malestar.

A menudo, el solo hecho de verbalizar los sentimientos puede aliviar la carga emocional. Pueden conversar con su pareja sobre sus sentimientos. Recuerden que ambos pueden estar pasando por lo mismo. Tanto los hombres como las mujeres experimentamos sentimientos muy intensos, a pesar de que a veces parezca que uno siente más que el otro. Lo más seguro es que cada uno encuentre fortaleza y consuelo en su compañero. También pueden hablar con algunos familiares o amigos que sean de su confianza y que puedan escucharlos. Si algunas inquietudes les parecen muy incómodas para compartir personalmente o si las personas cercanas a ustedes no están disponibles, pueden recurrir a internet donde hay numerosos chats y foros en los que pueden encontrarse con personas que están pasando por experiencias similares. También pueden recurrir a un terapeuta especializado en los aspectos emocionales de la infertilidad, a fin de abrir un espacio personal o de pareja, para ventilar los sentimientos.

Cuando las personas los enfrentan, reaccionan de otra manera. La estrategia de una persona para manejar las emociones difíciles puede ser muy diferente a la de otra. También algunos métodos pueden ser más efectivos que otros para mantener los sentimientos bajo control. Cada quién descubrirá su propio estilo para expresar y manejar sus emociones.

Existen varias formas efectivas que les pueden ayudar a manejarlos, especialmente los de malestar. El enojo es un sentimiento que llega a contener gran cantidad de energía, por ello, es recomendable canalizarlo a través de actividades corporales que permitan liberarla, como el baile, la caminata, el box o cualquier otro tipo de ejercicio. Cuando el enojo tiene que ver con alguien en particular, es conveniente hablar con la persona directamente, explicarle la situación concreta que provocó el enojo y expresar el sentimiento que generó tal situación. Si es muy intenso, antes de comunicarlo es posible salir a tomar aire o caminar un poco a fin recuperar la calma, para evitar agresiones verbales o físicas al momento de expresarlo. Por otra parte, la energía del enojo se puede transformar en energía constructiva, de modo que esa fuerza pueda usarse para tomar la iniciativa y buscar soluciones, o convertir la situación en un reto o bien evitar caer en el desánimo[10] Es sorprendente lo que una persona puede lograr a su favor usando esta fuerza constructivamente.

A diferencia del enojo, la tristeza puede consumir la energía de las personas y provocar una sensación de aletargamiento o pesadez que en ocasiones dificulta las actividades. Es común que la pareja enfrente situaciones dolorosas o pérdidas a lo largo de su vivencia de infertilidad que le provoquen sentimientos de tristeza. Éstos se pueden canalizar escribiendo un diario, cartas, poesías, cuentos o simplemente expresándolos en papel. Otra forma de canalizar la tristeza es hablar con alguien de confianza, describir detalladamente los sentimientos y permitirse llorar. El llanto puede ser muy liberador y ayudar a sanar las heridas.

La culpa es un sentimiento muy frecuente que puede perseguir a la propia persona o a la pareja. Es muy común intentar determinar qué ha causado la infertilidad o desentrañar el porqué de la situación, y después sentirse culpable o culpar a la pareja cuando se conoce el diagnóstico o aún si se desconoce. O bien, sentirse culpable si el tratamiento no funciona. Una forma de liberarse de la culpa cada vez que se presenta es preguntándose: "¿En realidad yo provoqué deliberadamente esta situación?" o "¿Mi pareja o alguien en particular planeó esto contra mí? La respuesta a esta pregunta puede llevar a la persona a descubrir o a confirmar que no hubo una intención deliberada y por lo tanto no hay culpa que perseguir. Nadie puede ser culpable de las cosas que le suceden en forma involuntaria o inconsciente.[10]

El miedo en su origen tiene la función de proteger a una persona de algún peligro real, permitiéndole reaccionar ante situaciones adversas con rapidez y eficacia. Sin embargo, también puede surgir a partir de creencias o pensamientos que no siempre corresponden a la realidad, causando a su vez angustia y ansiedad. Muchos miedos irracionales pueden disminuir o desaparecer al identificar el pensamiento que lo acompaña, preguntarse si ese pensamiento corresponde con la realidad o es fantasía. De esta forma la idea original que provocó el miedo puede ser sustituida por otra que genere un sentimiento de bienestar. Otra forma de mitigar el miedo es exponerse poco a poco a la situación que lo genera, de manera que la persona vaya perdiendo la sensibilidad hacia aquello que lo provocaba. Por ejemplo, cuando una mujer teme a las inyecciones, el hecho de exponerse a ellas durante el tratamiento puede ir disminuyendo su temor. La intensidad del temor es variable.

En situaciones críticas pueden surgir emociones negativas intensas difíciles de contener. Para evitar enfrentamientos o explosiones es recomendable retirarse un momento, ir a un lugar privado, y tomarse unos minutos para hacer unas cuantas respiraciones a fin de tranquilizarse emocionalmente.

Puede ser como una sombra que acompaña sin impedir las actividades cotidianas, o bien ser tan fuerte que paralice a una persona. El miedo puede disminuirse respirando lenta y profundamente varias veces, hasta lograr mayor tranquilidad.

En situaciones críticas pueden surgir emociones negativas intensas difíciles de contener. Para evitar enfrentamientos o explosiones es recomendable retirarse un momento, ir a un lugar privado, y tomarse unos minutos para hacer unas cuantas respiraciones a fin de tranquilizarse emocionalmente.

El estrés se ha relacionado estrechamente con la infertilidad como uno de los factores psicobiológicos que puede tener influencia en la concepción y en el resultado de los tratamientos y, a su vez, como una respuesta ante la infertilidad y los tratamientos. Desde este punto de vista, si las parejas que enfrentan dificultades para concebir o que inician un tratamiento no logran manejar el estrés y la ansiedad, podrían correr el riesgo de caer en un círculo vicioso de ansiedad, que llegara a afectar en forma negativa su fertilidad. ¿Cómo revertir esta tendencia hacia un círculo virtuoso en el que se logre contrarrestar el estrés y se transforme en relajación, de manera que pueda tener una influencia positiva?

El estrés es la respuesta ante la percepción de cualquier amenaza o peligro físico o psicológico. Surge cuando alguien percibe que no es capaz de hacer frente a una situación, porque ésta es excesiva o ambigua, o porque no cuenta en ese momento con los recursos suficientes de tiempo, habilidades, dinero o energía. Tal respuesta está condicionada a la percepción subjetiva de las cosas. Las situaciones no son estresantes por sí mismas, sino que dependen de la forma en que son vividas[10] El estrés provoca cambios fisiológicos negativos inmediatos en el organismo como aumento en el metabolismo, ritmo cardíaco, presión sanguínea, ritmo respiratorio y tensión muscular.[14] Cuando es excesivo y prolongado, puede provocar enfermedades como hipertensión, pérdida de la memoria, problemas gastrointestinales y cardiovasculares, depresión, inmunosupresión, y por supuesto, alteraciones reproductivas. Por otra parte, la relajación es el estado de atención pasiva y sin tensión ante un estímulo repetitivo que detiene el "diálogo interior" y permite disminuir los estímulos al sistema nervioso. Por lo tanto tiene efectos fisiológicos positivos en el organismo como disminución del metabolismo, del ritmo cardíaco, de la presión sanguínea, del ritmo respiratorio y de la tensión muscular.[15] Estos efectos pueden ser duraderos a lo largo del día y contrarrestar el estrés. La práctica diaria de la relajación ayuda a controlar y reducir los estados de ansiedad. Además tiene un efecto acumulativo, cuanto más se practica mayor es el grado de relajación que se logra.[16]

Existen varias formas de lograr el estado de relajación. Una de éstas es la minirrelajación, un recurso muy poderoso que puede realizarse en cualquier momento de crisis, desesperación, tristeza, enojo o ansiedad. Dura tres o cuatro minutos y puede hacerse en cualquier lugar. Consiste en sentarse cómodamente sin cruzar brazos, manos, ni pies. Con los ojos cerrados o abiertos mirando a un punto fijo se hacen tres respiraciones profundas. Se continúa respirando normalmente mientras en cada respiración se dibuja imaginariamente un número, iniciando con el número diez y haciendo una cuenta regresiva hasta llegar al número uno. Al terminar la cuenta, se hace una respiración profunda y se abren los ojos. La gran ventaja que ofrece la mini relajación es poder hacer un alto y modificar el estado emocional para obtener tranquilidad y bienestar. Esta técnica resulta muy útil antes de procedimientos como la captura ovular y la inseminación, especialmente antes de la transferencia de embriones.

Otra forma de alcanzar el estado de relajación es mediante la técnica de relajación profunda, la cual permite alcanzar un estado de completo reposo físico y mental. Por medio de respiraciones y de afirmaciones puede hacerse un barrido mental por todo el cuerpo a fin de eliminar la tensión. El proceso de relajación puede durar de 20 a 30 minutos y es recomendable hacerlo acostado en un lugar tranquilo y con ropa cómoda. El yoga y la meditación también son formas naturales de reducir el estrés.

Es posible que ambos se pregunten si lo que están sintiendo al enfrentar la infertilidad es normal, si otras personas en su misma situación experimentarían y sentirían lo mismo o si requieren apoyo para hallarse mejor. Estar abrumado a veces es una respuesta totalmente normal. Pero si alguno de ustedes se siente deprimido, ansioso o tan preocupado con su infertilidad que le es difícil llevar una vida productiva, si está confundido para tomar alguna decisión o manifiesta algún síntoma como tristeza persistente, culpa, sensación de minusvalía o inutilidad, pérdida de interés en actividades cotidianas y relaciones, cambio en su apetito o alimentación (aumento o disminución de peso), aislamiento social, dificultad para concentrarse, cambios de humor, conflictos con su pareja, cambio en sus patrones de sueño (dificultad en lograr dormirse o en mantenerse dormido, despertar temprano, dormir más de lo usual), pérdida del deseo sexual, aumento en el uso de alcohol, tabaco o drogas, o ideas de muerte o suicidio, puede ser recomendable que busque apoyo psicológico con un terapeuta especializado en fertilidad.[17] El apoyo psicológico profesional puede consistir en terapias individuales o de pareja, en grupos de apoyo formados por personas con experiencias similares a las suyas, o bien en talleres para parejas sobre temas relacionados con la fertilidad. Muchas parejas corren el riesgo de sobreestimar su habilidad para lidiar con el estrés y rechazan la idea de recurrir al apoyo profesional, sin embargo puede valer la pena aprovechar la experiencia profesional disponible.

Preparación física

Antes de iniciar algún tratamiento es aconsejable que la pareja tome en cuenta algunas medidas que le permita mantenerse en óptimas condiciones físicas. Su médico podrá informarles algunos aspectos y acciones generales que pueden favorecer su salud, y una vez que cuente con su historia clínica y con el resultado de sus estudios, podrá hacerle algunas indicaciones más específicas.

De manera general, existen algunas recomendaciones para mejorar el estado de salud, como disminuir o evitar el consumo de alcohol, tabaco y drogas, así como de cafeína y otros excitantes como los refrescos de cola o el chocolate. Puede ser un buen momento para evaluar el peso corporal a fin de mejorarlo. Además, un plan de ejercicio moderado, combinado con una mejor alimentación y con un descanso diario adecuado, puede resultar saludable y relajante. Probablemente sea conveniente visitar al dentista para una revisión general y consultar a su médico en caso de presentar alguna infección o enfermedad.

Preparación espiritual

"Mente sana en cuerpo sano". El sentido original de esta famosa cita de la Grecia Clásica es el de la necesidad de orar para disponer de un espíritu equilibrado en un cuerpo equilibrado. Siempre ha existido en las personas la necesidad de orar, realizar prácticas espirituales a fin de enriquecer el alma, así como de obtener bienestar emocional. Los medios son diversos y dependen de sus creencias o postura filosófica. Para muchas personas religiosas, la oración es la forma idónea de comunicarse con Dios o con un ser superior. La oración puede brindar una sensación de bienestar espiritual muy reconfortante; para otras, la práctica de meditación y yoga, ya sea con un significado religioso o espiritual, representa un ejercicio de recogimiento interior o contemplación que les permite enriquecer su espíritu. Cualquiera que sea la práctica espiritual, es recomendable ejercitarla periódicamente y así lograr tranquilidad y el mayor bienestar espiritual posible.

Preparación económica

Es fundamental considerar todos los gastos que involucra un tratamiento y sólo comenzarlo si están totalmente seguros de contar con los recursos monetarios suficientes, ya que truncar el tratamiento puede ser muy tensionante.

Durante el diálogo, el punto de partida consiste en que cada uno vaya comunicando a su pareja todo lo que le sea posible de sí mismo: cómo se siente, cómo canaliza sus emociones, cuáles son sus reflexiones, puntos de vista, deseos o temores, cuáles son sus expectativas, cómo resuelve los problemas, cuál es su forma de apoyar a la pareja.

Un aspecto que algunas parejas dejan de lado en el afán de continuar con los estudios y los tratamientos, es el presupuesto para salidas de esparcimiento y diversión. En ocasiones pueden llegar al punto de no salir durante periodos de tiempo muy largos. Este encierro puede hacerlos sentir cada vez más desgastados o tensos e incluso deteriorar la relación. El hecho de ahorrar no implica necesariamente dejar de salir. Hay paseos sumamente económicos en los pueden caminar por las calles y parques, ir al campo a comer llevando la comida desde casa, salir a un restaurante a tomar un refresco mientras conversan y ven a la gente pasar, salir a comprar una paleta de nieve, ir a un concierto, evento o museo de entrada libre o sentarse en una avenida importante a tomar el sol. Todo puede ser cuestión de un poco de ingenio para procurarse el mayor bienestar posible.

Preparación en pareja

Contar con el apoyo de su pareja cuando existen dificultades para lograr el embarazo puede generar una sensación de confianza y de seguridad. Muchas parejas logran mantener la cercanía y fortalecer su relación después de haber pasado por un tratamiento de fertilidad.[18] Sin embargo, para un gran número, la experiencia de infertilidad y la exposición a numerosos tratamientos tiene un impacto emocional negativo importante en el ámbito individual y en la relación.[19] Por ello requieren contar con herramientas personales para mantener la unión a flote, aun durante los tiempos difíciles. Existen algunos aspectos que ayudan a favorecer la buena comunicación en la pareja, superar las diferencias y lograr una comprensión mutua.

Buscar momentos oportunos para el diálogo

Es común que el tema de la infertilidad y los tratamientos surja en el momento menos pensado y quizá el menos oportuno, pudiendo así arruinar una convivencia agradable entre la pareja. Hablar sobre infertilidad o sobre los tratamientos en cualquier momento puede ocasionar discusiones y una gran tensión. Para evitarlo pueden establecer una hora y un tiempo determinados en los que cada día ambos estén dispuestos a hablar únicamente sobre estos temas. El resto del tiempo pueden dedicarlo a convivir, disfrutar y hablar de todo, excepto de infertilidad y tratamientos. Algunos hombres manejan mejor las conversaciones sensibles cuando están haciendo algo activamente, más que mirando fijamente a su pareja en la mesa. Una caminata por el parque podría propiciar un diálogo más relajado.

Aprender a dialogar

Es necesario establecer algunas reglas básicas para lograr una comunicación clara y directa, es decir, transmitir un mensaje sencillo y concreto a la persona que corresponde. Existen algunas reglas que favorecen la comunicación, como hablar en primera persona, enfocarse en un solo hecho, evitar sarcasmos o burlas, usar un tono de voz suave, verbalizar los sentimientos, evitar los calificativos o etiquetas, dejar que la otra persona hable. Sin embargo, si hacen lo contrario, como hablar por la otra persona, usar las palabras "siempre, nunca, todo o nada", interrumpir a la otra persona, no contestar o cambiar el tema, mencionar eventos pasados, gritar, usar la violencia física o verbal, pueden entorpecer la comunicación y llegar a una discusión inútil y desgastante.[21]

La escucha activa es fundamental para lograr una buena comunicación. Ésta consiste en poner atención en lo que dice la pareja y apoyar esta actitud con el cuerpo, inclinándose hacia el frente y mirándola. Se pueden hacer preguntas relacionadas con lo que la otra persona está diciendo o repetir alguna de las palabras que la pareja ha usado a fin de continuar la conversación.

Durante el diálogo, el punto de partida consiste en que cada uno vaya comunicando todo lo que le sea posible de sí mismo: cómo se siente, cómo canaliza sus emociones, cuáles son sus reflexiones, sus puntos de vista, sus deseos o temores, cuáles son sus expectativas, cómo resuelve los problemas, cuál es su forma de apoyar a la pareja. A su vez, cada uno escucha las reflexiones y sentimientos del otro, de manera que ambos tengan el espacio suficiente para hablar y escuchar al cónyuge. A partir de esta información, se pueden encontrar los aspectos que ambos tienen en común; por ejemplo, la mujer puede descubrir que su compañero siente una gran tristeza al no lograr el embarazo, como le sucede a ella, o bien darse cuenta de que ambos han tratado de proteger al otro evitando hablar de sus sentimientos para no sobrecargar la relación. De la misma forma pueden identificar sus diferencias, los aspectos en los que no coinciden, como la forma en que cada uno enfrenta la infertilidad. Él puede refugiarse en el trabajo sin sentir la necesidad de hablar con otras personas y ella, por el contrario, sentir una gran necesidad de hablar con algunas personas allegadas sobre lo que está experimentando y sintiendo. O bien descubrir que desean cosas distintas, ella querer realizar un tratamiento más y él darlos por concluidos. Generalmente las diferencias pueden ser conciliadas, es decir, ser resueltas mediante un acuerdo mutuo.

Para llegar a un acuerdo es necesario que ambos propongan formas tentativas de solución y que elijan la que más se apegue a sus posibilidades. Frecuentemente esto implica que cada quien ceda un poco de sí en beneficio de la relación. Algunos principios que facilitan el manejo de las diferencias son la reflexión, la tolerancia, la aceptación, el apoyo, la comprensión, el respeto y el reconocimiento de que ambos pueden ser complementarios.

El diálogo es de vital importancia en toda circunstancia en cualquier etapa de su proceso. Antes de los primeros estudios, durante los tratamientos, después de los resultados, ya sea que enfrenten un duelo profundo, la tensión ante la espera de un resultado, que deban tomar una decisión fundamental, que tengan una diferencia importante o que surjan situaciones inesperadas, el diálogo les permite mantenerse cerca uno del otro, apoyarse y hacer un frente común para resolver juntos las situaciones que se presenten. Es fundamental diseñar un sistema para detener el diálogo por si los sentimientos afloran y la tensión aumenta, pueden darse un "tiempo fuera" antes de decir cosas que ofendan o lastimen al otro. Una vez que ambos recuperen la tranquilidad pueden buscar un momento propicio para reanudar la conversación.

Establecer objetivos comunes y crear un plan de acción

Con un poco de planificación, el tiempo pasa más fácilmente y la pareja puede encontrar la fortaleza para continuar, independientemente de la situación en que se encuentre. Es muy recomendable que ambos piensen qué hacer en cada etapa que venga. Desde luego, los eventos no siempre suceden tal como estaban planeados, no obstante, conforme se presentan, la pareja puede ir ajustando sus planes, reorganizando su vida y recuperando el control sobre lo que sí está en sus manos. Además, las necesidades de cada uno y de ambos pueden ir cambiando, de modo que sea necesario revisar las opciones y ajustar los planes.

Al crear su plan de acción, es necesario que establezcan objetivos comunes. Por ejemplo, la fecha aproximada para iniciar un tratamiento, llevar a cabo los estudios que el médico les indicó e irlos guardando en una carpeta o folder digital, planear las vacaciones antes de iniciar el proceso o bien tomarse un tiempo para descansar y despejarse de los tratamientos. Hablar sobre lo que cada uno desea hacer les permitirá llegar a un acuerdo sobre qué prefieren primero y qué dejar para después, tomando en cuenta las necesidades de ambos. A partir de sus objetivos pueden decidir el siguiente paso o meta que desean alcanzar. Las metas pueden variar en cuanto al tiempo que toma llegar a ellas y en cuanto a lo que hay que hacer para lograrlas. Algunas son más cortas y requieren acciones sencillas y otras pueden tomar más tiempo y requerir acciones más elaboradas. Sin embargo, es muy importante tener expectativas reales, de manera que puedan cumplirlas. A veces una meta puede ser programar cómo quieren recibir el resultado de un tratamiento una vez que se encuentran en el periodo de espera; pueden planear dónde estar y qué actividad agradable realizar independientemente del dictamen. Otras veces la meta podría ser iniciar un procedimiento en el siguiente periodo. Esta meta abarca una mayor planeación, por ejemplo pensar y decidir cómo administrarse económicamente, qué información requieren sobre el tratamiento, la forma en que manejarán los horarios en el trabajo antes de iniciar y durante el proceso, las actividades gratificantes que pueden compartir en pareja, a quiénes y qué desean compartir y cómo manejar sus emociones. En ocasiones la meta puede ser decidir si llevan a cabo otro tratamiento o si toman un descanso. Esta meta implica dialogar sobre los deseos y el estado de ánimo de cada uno, las posibilidades físicas de realizar otro tratamiento y evaluar cómo se encuentra la relación. A partir del diálogo pueden saber qué tanto coinciden y encontrar puntos de acuerdo.

En un momento dado podrán sentirse agotados emocionalmente y tal vez sea necesario tomar un descanso en el tema de los tratamientos y de toda actividad relacionada con la fertilidad para recuperar su equilibrio emocional y retomar su relación. De esta forma, los aspectos físicos, emocionales, psicológicos, económicos, familiares, laborales, de pareja, pueden quedar presentes en la planeación e ir cobrando importancia dependiendo de las necesidades de la pareja. Crear un plan de acción ofrece la ventaja de enfocarse en cada meta y no en un objetivo global.

Facilitar la toma de decisiones

Uno de los elementos constantes a enfrentar durante los tratamientos de fertilidad y a lo largo del proceso de tener un hijo es la toma de decisiones, que en muchas ocasiones deben tomarse rápidamente. Esta condición puede generar un alto grado de ansiedad. Para algunas personas resulta fácil y lo hacen en poco tiempo, para otras representa una gran dificultad, resulta sumamente estresante y les lleva un tiempo prolongado. La toma de resoluciones en una pareja con estilos opuestos para decidir puede ser una fuente de conflictos y discusiones. Por otra parte, si uno tiende a decidir rápidamente y el con lentitud, corren el riesgo de realizar los deseos de quien decide más rápido. Dado que la fertilidad y el tratamiento es un proceso de los dos, lo deseable es un esquema en el que ambos participen y se sientan cómodos en este sentido.

Tomen tiempo y espacio para hablar antes de decidir. A pesar de la presión conviene evitar anticiparse, en un estado emocional crítico, o después de una discusión acalorada. Por increíble que parezca siempre hay oportunidad de pensar, dialogar y después decidir. Pueden poner las alternativas a decidir sobre la mesa. O bien cuando sea el caso, hacer una lluvia de ideas de las opciones a decidir echando mano de su creatividad y proponiendo alternativas que quizá no habían pensado antes. A veces la pregunta, "¿y por qué no?", es muy útil. Evaluar después los pros y contras de cada opción puede ayudar a ver más claramente.

Incluso pueden hacer un cuadro de decisión en el que anoten las opciones del lado izquierdo y en la parte derecha anoten los aspectos a favor y los que estén en contra. De esta forma pueden comparar las ventajas y desventajas de cada alternativa. Éstas pueden ser muy obvias, pero en ocasiones puede no ser así. Una opción determinada tal vez tiene un aspecto a favor y tres en contra, pero el que es positivo en ocasiones es más importante para la pareja que los tres en contra.

Con la información adecuada es crucial. Si no tienen un panorama completo, quizá la primera decisión sea definir quién se encarga de recabar la información y a través de qué medios. Si en un momento dado el ambiente se torna tenso, vale la pena darse un respiro, hacer una pausa, y retomar el diálogo cuando ambos se sientan listos.

Manejar los conflictos

Todas las parejas tienen áreas de conflicto en menor o mayor grado, y con los tratamientos se pueden agudizar causando aún más tensión. Una forma de atenuarlos y mantener la calma es identificarlos y separarlos del proceso que están viviendo durante el tratamiento: Incluso, evaluar si pueden hacer una tregua durante este lapso.

Algunas parejas no pueden soportar la carga psicológica del tratamiento de fertilidad además de los problemas que ya tenían y abandonan el proceso antes de permitirse una oportunidad razonable de éxito. El apoyo psicológico oportuno de un consejero profesional puede serles de ayuda para superar sus diferencias y llegar hasta el final de su travesía en la búsqueda del embarazo.

Cómo afrontar los tratamientos

Una de las condiciones necesarias para que una pareja inicie un tratamiento, además de todas las mencionadas, es contar con estabilidad emocional, es decir, que en ese momento no se encuentren en una crisis que perturbe su capacidad para tomar decisiones, para pensar claramente y mantenerse en el tratamiento. (Ejemplo de esto puede ser la enfermedad de cualquiera de los dos o de algún familiar querido, una deuda no resuelta, etcétera). A pesar de que los tratamientos representan una gran esperanza, pueden ocasionar un enorme desgaste emocional a nivel personal y de pareja, pues implican la toma de decisiones importantes en un periodo muy breve. Además, los medicamentos hormonales y los procedimientos pueden alterar la función del cuerpo y provocar cambios físicos y del estado de ánimo, especialmente en la mujer, quien está más expuesta a los procedimientos. De este modo, la vida de la pareja y en especial de la mujer, gira en torno al tratamiento, afectando también su intimidad. El impacto físico, emocional, económico y psicológico que tiene un tratamiento puede variar dependiendo de las características de la persona y del tipo de procedimiento.

Como ya he mencionado, algunos estudios revelan que los niveles de estrés y de ansiedad tanto del hombre como de la mujer aumentan conforme el tratamiento avanza, hasta llegar a su nivel máximo el día del resultado, y que estos niveles son en todo momento más altos en la mujer.[22] Muchas parejas suelen repetir los procedimientos varias veces, tras lo cual el estrés puede disminuir porque ya tienen conocimiento y experiencia, pero puede aumentar la sensación de fracaso, inseguridad, desesperanza y desesperación. Es conveniente que ambos establezcan límites en cuanto al número de tratamientos que están dispuestos a realizar y el tiempo que desean invertir. Llegado el momento, es fundamental que la pareja sepa hacer un alto, tomarse un tiempo de descanso y decidir si desea continuar o plantearse otras opciones.[10]

Pueden hacer un cuadro de decisión en el que anoten las opciones del lado izquierdo y en la parte derecha anoten los aspectos a favor y los que estén en contra.

Los tratamientos, en general ,se dividen en cuatro etapas. La primera corresponde a la estimulación hormonal y al seguimiento, en la siguiente se llevan a cabo los procedimientos como la inseminación intrauterina o, en el tratamiento de fertilización *in Vitro*, la captura ovular y la transferencia de embriones, la tercera etapa abarca un periodo de espera de los resultados y la última corresponde a la entrega de los resultados. En cada una de estas fasesla pareja puede experimentar sentimientos, reacciones y necesidades específicos. Los siguientes incisos describen algunos aspectos característicos de cada proceso y dan recomendaciones que pueden resultar útiles a fin de que ambos se preparen individualmente y como pareja.[23, 24]

Antes de iniciar el tratamiento

Por lo regular, durante la primera cita médica la pareja recibe la información sobre el tratamiento que va a iniciar. La duración, los medicamentos a aplicarse, los procedimientos involucrados, el porcentaje de éxito y el costo. En muchos casos, también las indicaciones a seguir durante el siguiente ciclo menstrual de la mujer. En esta etapa, se preparan para iniciar su tratamiento. Toda esta información puede generar ansiedad, esperanza, expectativas.

Es muy importante que ambos comprendan el procedimiento y despejen las dudas que surjan para disminuir la angustia y evitar los errores. También conviene que tengan claro que si su médico les propone realizar un tratamiento, es porque la probabilidad que tienen de lograr el embarazo por este medio es mayor que si no lo hacen. Recomendaciones para la pareja:

◆ Procuren llevar siempre una libreta para anotar los datos importantes, las inquietudes, preguntas o comentarios que vayan surgiendo los días previos a la consulta. Ahí mismo pueden apuntar las respuestas del médico o los datos importantes.

◆ Consulten con el médico todas las interrogante que hayan surgido antes y durante la consulta. No se queden con dudas por miedo o pena de preguntar.

◆ Tengan cuidado de tener una expectativa realista sobre el resultado de su tratamiento, es decir, que no sea demasiado pesimista ni ciegamente optimista.

◆ Decidan juntos qué desean comunicar sobre el tratamiento y a quién.

◆ Identifiquen todo aquello que pueda representar un apoyo: personas cercanas, foros, información, apoyo profesional.

La estimulación y el seguimiento

En esta etapa inicia el tratamiento y durante 10 días, aproximadamente, la mujer se aplica medicamentos hormonales. En paralelo el médico lleva a cabo un seguimiento en ella para evaluar su nivel de respuesta. Es posible que los medicamentos tengan un efecto en el estado de ánimo de la mujer, puede sentirse más sensible emocionalmente, llorar con facilidad o bien estar más irritable. Algunos sentimientos comunes pueden ser la sensación de falta de control, abrumamiento de todo lo que viene y de lo que pasará, miedo a las inyecciones y a los procedimientos, y una sensación de desesperanza. Recomendaciones para la pareja:

◆ Distíngan lo que sí pueden controlar (como aplicarse las inyecciones a diario o llegar a tiempo a las consultas) de lo que no pueden controlar (como el número de días que durará el tratamiento o el número de folículos que se desarrollarán), a fin de concentrarse en hacer lo que depende de cada uno de ustedes y dejar ir o soltar todo lo demás, reconociendo que no es posible influir en lo que depende de otros.

◆ Observarse constantemente para identificar sus sentimientos. Una vez reconocidos, podrán decidir cómo manejarlos de manera positiva.

◆ Practicar un breve ejercicio de relajación cuando algún sentimiento sea muy intenso (enojo, angustia, tristeza, frustración, miedo, impotencia). Esta minirrelajación podrá permitirles hacer una pausa y recuperar el control personal.

◆ Procurar vivir el tratamiento "de día en día". Cuando venga una sensación que les abrume sobre lo que pasará, anoten los pensamientos que llegan a su mente y que les produzcan angustia y preocupación, y luego clasifíquenlos según el momento del tratamiento al que corresponda. Así podrán evitar cargar con todas las preocupaciones y vivir el presente con más ligereza.

◆ Vencer el miedo se puede lograr si se atreven a imaginar en cámara lenta lo que temen, para familiarizarse con ello, en lugar de huir. Al imaginarlo, vayan respirando lento y profundo para sentirse cada vez más grandes y fuertes.

◆ La desesperanza puede surgir si generalizan un pensamiento, por ejemplo, si piensan que el resultado del procedimiento actual será negativo igual que los anteriores. Es necesario mirarlo como un evento independiente, diferente a los demás. Lo ocurrido en el pasado no condiciona el resultado del evento actual.

Los procedimientos

Dependiendo del tratamiento es el procedimiento a realizar:

nseminación intrauterina (IIU)

Es el momento en que se deposita el esperma ya preparado (capacitado) en el fondo del útero de la mujer al momento de la ovulación, para que ocurra la fecundación en forma natural. Éste tiende a generar ansiedad porque implica la culminación del tratamiento, porque se tiene la expectativa y el deseo de que uno o más óvulos sean liberados para que ocurra la fecundación y porque implica la obtención de la muestra de esperma, la cual, para muchos hombres puede ser muy estresante. Cada miembro de la pareja enfrenta su propia ansiedad y sus miedos, además de los que comparte con su pareja. Recomendaciones:

◆ Para ambos resultaría muy útil practicar un breve ejercicio de relajación antes del procedimiento que a cada uno corresponde, la inseminación y la obtención de la muestra de esperma.
◆ Traten de despejar con su médico las dudas que surjan antes del procedimiento.
◆ Planifiquen sus tiempos y acudan sin prisa al procedimiento.

Fecundación *in vitro* (FIV)
Captura ovular o punción folicular

Consiste en aspirar cada folículo para extraer el líquido de su interior, en el cual se encuentra el óvulo. Este procedimiento tiende a generar ansiedad por varias razones: se vive como un momento determinante en el tratamiento, implica una sedación, se lleva a cabo en un quirófano y se tiene la expectativa así como el deseo de obtener cierto número de óvulos para ser fecundados en el laboratorio. Además implica la obtención de la muestra de esperma, que para muchos hombres puede ser muy estresante. A partir de la captura ovular y hasta el día del resultado del tratamiento la ansiedad tiende a ir en aumento. Recomendaciones:

◆ Para ambos puede ser muy útil practicar un breve ejercicio de relajación antes del procedimiento que a cada uno corresponde, la captura ovular y la obtención de la muestra de esperma.
◆ No dejar de despejar con su médico las dudas que surjan antes del procedimiento.

Los días siguientes a la captura, el médico va informando a la pareja si los óvulos obtenidos fueron fecundados, el número de embriones resultantes y el estado de su desarrollo posterior. En este momento es posible que vivan el tratamiento como si todo el proceso fuera visto con lupa, a todo detalle, como en cámara lenta, y esta percepción puede generarles ansiedad. Recomendaciones:

◆ Puede ser muy liberador si recuerdan que los procesos que suceden en condiciones naturales son los mismos que suceden en un tratamiento, independientemente de que se percaten de estos procesos o no. La diferencia es que en el proceso natural lo más probable es que ustedes no se enteraran de nada hasta que ya tuvieran varias semanas de embarazo, en cambio en un tratamiento ven todos los procesos como con una lupa de principio a fin, y esta visión amplificada puede resultarles muy estresante.
◆ Procurar seguir viviendo el tratamiento de día en día, para evitar cargar con todas las preocupaciones y que cada proceso transcurra con más ligereza.

Transferencia de embriones

Es el momento en que se depositan uno o dos embriones en el fondo del útero. Este procedimiento puede generar sentimientos mixtos de ansiedad, esperanza y temor. Por un lado implica la culminación del tratamiento y la alegría de haber llegado hasta este punto, pero por otra parte significa enfrentar la incertidumbre sobre el resultado. Además existe la expectativa y el deseo de obtener al menos un embrión que pueda ser depositado en el útero. Lograr la relajación antes de estos procesos parece ser muy importante. Algunos estudios reportan que el estado de relajación antes de la transferencia podría favorecer el embarazo.[25]

Recomendaciones:

◆ Que la mujer practique una técnica de relajación antes de la transferencia de embriones.

◆ En la medida de lo posible eludan otras actividades el día de la transferencia, para pasar el resto del día en casa, de preferencia juntos, con toda tranquilidad.

◆ Es aconsejable que la mujer evite manejar o hacer esfuerzos el día de la transferencia.

En ocasiones pueden conservarse algunos embriones congelados a fin de ser transferidos en otro tratamiento posterior, ya sea que se hayan obtenido más embriones de los que se transfirieron al útero, o bien que no hayan existido las condiciones adecuadas para realizar su transferencia. Recomendaciones:

◆ Consultar con el médico todas las dudas que surjan con respecto a la congelación y almacenamiento de los embriones, así como del tratamiento de preparación posterior para transferirlos.

◆ Tener muy presente que si no se lleva a cabo la transferencia de embriones en este ciclo no necesariamente significa que el tratamiento se ha perdido, sino que puede implicar que se están buscando las mejores condiciones para incrementar la probabilidad de éxito.

◆ En caso de que no haya ocurrido la transferencia de embriones, pueden diseñar un plan de actividades durante el tiempo de espera para el siguiente tratamiento, para hacer más agradable y llevadero este periodo.

La espera del resultado

Esta puede ser la etapa de mayor ansiedad. Tiene una duración de aproximadamente 15 días. La mujer tiende a sentir un gran vacío después de la transferencia de embriones (o de la inseminación, según el caso), en contraste con la atención médica tan frecuente que tuvo durante su tratamiento, y esta sensación puede provocar en ella una gran angustia. La espera generalmente detona mayores niveles de ansiedad en la pareja, debido a la incertidumbre del resultado y a la expectativa de éxito. Recomendaciones:

◆ Es fundamental saber que ninguna sensación física durante la espera del resultado puede atribuirse a que hay un embarazo o a que no lo hay, porque esta etapa es muy temprana y las sensaciones físicas no tienen nada que ver con el embarazo o con la ausencia de éste. Si existen sensaciones físicas en la mujer que le causen inquietud es aconsejable comentarlas con su médico.

◆ La pareja puede diseñar un plan de actividades (que no impliquen grandes esfuerzos), sobre todo si no se cuenta con ocupaciones fijas como un trabajo externo o un curso determinado. Mantenerse trabajando en algo durante la espera del resultado reducirá los momentos ociosos en que pensar en el tratamiento pueden generar desazón, especialmente en la mujer.

◆ Es conveniente tener contacto con personas que les brinden una compañía tranquilizante.

El día del resultado

Normalmente es el momento de mayor ansiedad del ciclo. Implica la culminación del esfuerzo físico, emocional y económico de ambos miembros de la pareja. Conlleva también el gran deseo de lograr el embarazo y el enorme temor de no lograrlo. Dependiendo de las condiciones de la pareja, el resultado puede recibirse durante la jornada de trabajo o en casa, estando solos o con la pareja. Generalmente es la mujer quien recibe la noticia.

Recomendaciones:

◆ Procurar organizarse para que ambos reciban el resultado. Si no pueden estar los dos, intenten reunirse lo más pronto posible.

◆ Es recomendable reservar el resto de la tarde para permanecer juntos.

◆ Conviene planear lo que van a hacer después de recibir el resultado del tratamiento, independientemente de que sea positivo o negativo. Esto les brindará estabilidad y un ambiente propicio para el diálogo y el manejo de sus emociones.

Resultado positivo

Cuando el embarazo se consigue aparecen sentimientos contradictorios. Por una parte, gran júbilo y alegría, pero al mismo tiempo surge el miedo a un posible aborto y la incredulidad de estar embarazada. Estos sentimientos contradictorios permanecen durante varias semanas, hasta que el embarazo se confirma y la pareja va adquiriendo mayor confianza.

Recomendaciones:

◆ Es conveniente recordar que el primer resultado positivo es una parte del proceso y que no garantiza la existencia de un embarazo. Para confirmarlo es necesario realizar otras pruebas de sangre y un ultrasonido en el que se vea al embrión con su latido cardíaco. No obstante, aún confirmado el embarazo, es recomendable vivirlo de día en día.

◆ Pueden consultar con su médico cualquier duda o sensación física que les cause preocupación.

Resultado negativo

Cuando el embarazo no se logra, hay una gran tristeza que conlleva un momento de duelo y de profunda pena. Su ausencia representa una pérdida invisible. La pareja tiende a realizar un balance del tratamiento, en el cual el costo físico, económico y psicológico parece sumamente elevado comparado con los resultados obtenidos. Frecuentemente la tristeza puede transformarse en enojo hacia el médico, la clínica o la pareja. En ocasiones, algún miembro puede planear inmediatamente otro tratamiento u otra actividad que compense la pérdida para no enfrentar el dolor que implica no haber logrado el embarazo. Recomendaciones: Observen sus sentimientos y reconózcanlos. Permítanse expresarlos encausándolos positivamente, y procuren que no los dañen a ustedes mismos o a otros.

Tengan previsto un plan de acción tanto para el día del resultado como para los siguientes y llévenlo a cabo en la medida de lo posible.

Traten de reconocer el esfuerzo que ambos hicieron durante el procedimiento.

Independientemente del número de tratamientos que hayan realizado, es fundamental que puedan reconocer el momento de hacer un alto y decidir si desean continuar con los tratamientos o plantearse otras opciones.

Bibliografía

Forés, Anna y Jordi Grané, *La resiliencia. Crecer desde la adversidad.* Plataforma Editorial, Barcelona: 2008.

Domar, A.D, *et al.* "Impact of group psychological interventions on pregnancy rates in infertile women" en *Fertility and Sterility,* 73: págs 805-811, 2000.

Berga S. *Journal of Clinical Endocrinology and Metabolism,* 2006.

Berga SL, Marcus MD, Louck TL, et al. "Recovery of ovarian activity in women with functional hypothalamic amenorrhea who were treated with cognitive behavior therapy", en *Fertility and Sterility,* 80(4): págs. 976-981, 2003.

Clarke, R.N., Klock, S.C., et al. "Relationship between psychological stress and semen quality among in-vitro fertilization patients", en *Human Reproduction,* 14: 3, págs. 753-758, 1999.

Samuelson M, Foret M, et. Al. "Exploring the effectiveness of a comprehensive mind-body intervention for medical symptom relief", en *Altern Complement Med,* 16(2): págs. 187-192, 2010.

Menning, B.E, "The emotional needs of infertile couples", en *Fertil Steril,* 34: págs. 313-19, 1980.

Ningel K, Strauss B., "Psychological diagnosis, counselling and psychotherapy in fertility medicine", en B Strauss, ed. *Involuntary Childlessness· Psychological Assessment, Counselling and Psychotherapy,* Hogrefe & Huber, Seattle: 2002, 19-34.

Covington, S.N, Hammer, L.B., *Infertility Counseling. A comprehensive Handbook for Clinicians,* Cambridge University Press, 2nd Edition, Cap 7, New York: 2006, pág. 119.

Juan, Carmen M., *No puedo tener hijos,* Plaza Janés: 2001, págs. 45, 57-58, 70, 71, 73, 79, 147, 148, 152, 155, 166, 191, 194.

Covington, S.N, Hammer, L.B., *Infertility Counseling. A comprehensive Handbook for Clinicians,* Cambridge University Press, 2nd Edition, New York: 2006, pág. 70.

Carver, C.S., Scheier, M.F. &Weintraub, J.K., "Assessing coping strategies: a theoretically based approach", en *Journal of personality and social psychology,* 1989, págs. 53, 267-283.

Lancastle, D. & Boivin, J., "Feasibility, acceptability and benefits of a self-administered positive reappraisal coping intervention (PRCI) card for medical waiting periods", en *Human Reproduction*, 2008, 23, 2299-2307.

Cannon W.B., "The emergency function of the adrenal medulla in pain and the major emotions", en *American Journal of Physiology*, 1941, págs. 33, 356.

Wallace R.K., Benson H., Wilson A.F., "A wakeful hypometabolic physiologic state", en *American Journal of Physiology*, 1971, págs. 795-799.

Hoffman J.W, Benson H., et al., "A. Reduced sympathetic nervous system responsivity associated with the relaxation response", en *Science*, 1982, págs. 190-192.

"ASRM Fact Sheet, Infertility Counseling and Support: When and Where to Find It", en http://www.reproductivefacts.org/uploadedFiles/ASRM_Content/Resources/Patient_Resources/Fact_Sheets_and_Info_Booklets/Counseling-Fact.pdf.

Schmidt L., et al. "Does infertility cause marital benefit? An epidemiological study of 2250 women and men in fertility treatment", en *Patient Education and Counselling*, 2005, págs. 244-251.

Covington, S.N, Hammer, L.B., *Infertility Counseling. A comprehensive Handbook for Clinicians*, Cambridge University Press, 2nd Edition, New York: 2006, págs. 38-43 y 145.

Peterson B., et al., "Gender differences in how men and women who are referred for IVF cope with infertility stress", en *Human Reproduction*, 2006, págs. 2443-2449.

Gómez, E, Weisz, T., Nuevas parejas, nuevas familias, Norma, México: 2005, págs. 102, 103.

Wilson SJ, Clauson M, Cheung AP., "Identification of Peak Levels of Stress for Couples Durint In Vitro Fertilization Treatment Cycles", en *Fertility and Sterility*, 2000, págs. 74, 3S7.

Moreno Rosset C., *Infertilidad, Síntesis*, Madrid: 2010, pág. 33.

Moreno Rosset C., *La infertilidad. ¿Por qué a mí?*, Pirámide, Madrid: 2009.

Manheimer E, Zhang G, et al. "Effects of acupuncture on rates of pregnancy and live birth among women undergoing in vitro fertilization", en *Systematic review and meta-analysis*, BMJ: 2008, págs. 545-9.

Astrid Carreño

In vitro

Maternidad sin prejuicios

Sabemos que el amor no tiene sexo, así como nadie está exento de dar cariño y protección a una persona sin importar su orientación sexual. El caso de Astrid y su pareja es como el de muchas realidades que se viven hoy en día, en las que personas del mismo sexo deciden unirse por amor y, asimismo, desean tener hijos.

Astrid llegó a Red Crea porque su pareja ya se había convertido en madre con anterioridad gracias a un procedimiento realizado por el doctor Carlos Maquita. "Yo tenía muy en claro que quería ser madre a la edad de 35 años. Afortunadamente las cosas se dieron, lo platiqué con mi pareja y decidimos buscar una alternativa", asegura Astrid.

Al entrevistarse con el médico, ellas plantearon la posibilidad de usar óvulos de ambas para ser fertilizados, y si bien el doctor Maquita nunca había realizado dicho proceso, las preparó a ambas para la extracción. De los fertilizados, tres fueron implantados y afortunadamente uno logró desarrollarse y crecer dentro del cuerpo de Astrid. "Siempre fui de vientre plano, pero empecé a ver cambios en mi cuerpo y de inmediato noté que algo estaba sucediendo. Confirmamos primero con una prueba casera y después ya con estudios", comparte Astrid.

"La experiencia de estar embarazada fue maravillosa, la disfruté muchísimo, diría que la más plena en mi vida: estar a la espera de mi hija".

Durante el embarazo tuvieron que tener los cuidados necesarios para que todo transcurriera con tranquilidad, pero desafortunadamente Astrid fue diagnosticada con diabetes gestacional, por lo cual tuvo que someterse a una dieta adecuada, sin que esto provocara algún problema mayor.

Como cualquier relación, la pareja también tuvo que pasar por altibajos, ya que la sensibilidad de Astrid estaba a flor de piel y en ocasiones se sentía incomprendida, tal vez como ella misma menciona, por el hecho de ser quien se encontraba embarazada. También vivieron momentos muy buenos, como fue llevar a cabo su boda.

Conforme transcurrían los meses y se acercaban los últimos días de gestación, se embargaba de una mayor emoción al saber que faltaba muy poco para tener en los brazos a su hija, que nació a finales del 2013 por medio de una cesárea. "Todo lo que no padecí durante el embarazo lo sufrí durante la cesárea, ya que tuve problemas con mis niveles de oxigenación, lo cual me provocó muchísimo dolor y un gran susto, así que no veo el caso de exponer mi vida por querer tener otro bebé", comparte Astrid.

La recién y muy feliz mamá se siente bendecida por la llegada de su hija y por el gran apoyo que ha tenido la pareja por parte de sus familias, lo que ha derivado en una gran unión. Ahora los cuatro se encuentran disfrutando de la bebé y de la experiencia de ser madre.

"Lo que deseamos transmitir a las parejas que se encuentran en nuestra misma situación, es el hecho de que sepan que no estamos limitadas y que tenemos el derecho de formar una familia; claro, siempre y cuando sea un deseo verdadero".

"Mucha gente no conoce mi vida personal, y por mi trabajo conozco a muchas mujeres solteras que, a raíz de verme embarazada, se han mostrado interesadas por conocer más acerca de estos métodos, los cuales ayudan a realizar el sueño de muchas mujeres que no tienen una pareja sin importar su orientación sexual".

Ma. del Rosario Gutiérrez
In vitro por banco de semen

Un cuento de hadas sin príncipe azul y con final feliz

"Esta experiencia me cambió la vida para siempre y hoy por hoy soy la mamá más feliz del planeta."

Como sucede con muchas mujeres en la actualidad, Rosario buscaba encontrar a la pareja ideal con la que pudiera compartir su vida y la experiencia de ser madre, situación que desafortunadamente no se dio, por lo tanto, Red Crea le significó una alternativa.

Allí encontró su mejor opción: una institución seria y un banco de semen confiable, por lo que se entrevistó con el doctor Carlos Maquita, quien le propuso realizarle una fertilización in vitro.

Al ser una persona muy independiente, Rosario sabía que era la opción que quería llevar a cabo. Así se lo planteó a su familia, quienes la apoyaron en su totalidad e incondicionalmente durante todo el proceso, y hoy por hoy sus padres son los abuelos más felices, ya que disfrutan muchísimo a su nieta.

"La decisión de ser mamá la tomé en el momento más adecuado de mi vida, tenía ya la estabilidad económica, emocional; y también sabía que la responsabilidad absoluta era mía y que tenía la capacidad de afrontarla".

El camino que se había hecho sencillo, se tornó un poco incierto al realizar dos intentos de fertilización sin éxito. El primero fue una inseminación, sobre la cual ya el doctor Maquita le había expuesto que las posibilidades eran mínimas, pero que deseaba realizar para observar cómo reaccionaba su cuerpo ante los medicamentos: lamentablemente no funcionó, pero sí arrojó resultados positivos sobre la reacción ante el tratamiento.

En la segunda ocasión el doctor decidió realizar el primer *in vitro*, que tampoco tuvo resultados favorables, lo que llevó a Rosario a verse envuelta en una depresión y estado de frustración, una etapa descrita por ella misma como dolorosa e inexplicable ante el gran deseo de ser madre sin lograrlo. "Hoy en día, lo veo como un proceso que tenía que vivir y experimentar que me permitió madurar y alistarme para ser mamá", afirma.

La experiencia de dicho proceso fue tan fuerte, que la llevó a trabajarla a nivel psicológico para, meses después, decidir realizar un tercer y último intento, proceso para el cual ya había trabajado, analizado y comprendido. "Quería hacer ese nuevo intento no por el hecho de ser necia, sino porque necesitaba sentir y saber que había agotado las posibilidades, pero a diferencia de los anteriores yo estaba tranquila y lista para recibir buenas o malas noticias".

La transferencia fue exitosa, como las dos veces anteriores, por lo que Rosario no notó diferencia; siguió todas las recomendaciones al pie de la letra y el día 2 de enero del 2012 asistió al consultorio acompañada de una de sus hermanas y sus papás para realizar la prueba de embarazo en sangre. Una hora y media después regresó para seguir con el protocolo que ya conocía y con una mentalidad negativa a escuchar la noticia del doctor.

Ingresó con su hermana y, sin esperar a que se sentara, el doctor le dijo: "Rosario, el resultado es positivo... está usted embarazada". En ese momento la recorrió un calor inmenso que se le subió a la cabeza y empezó a llorar. Desde ese día su vida cambió por completo y para siempre. "Era 2 de enero, mi mejor regalo de Año Nuevo, saber que iba a ser mamá", platica.

"Considero que la parte clave de toda la experiencia vivida, es que siempre me mantuve al lado del doctor y él al lado mío. La contención de mi médico fue importantísima, siempre estábamos en comunicación y él detalladamente me explicaba lo que pasaba, eso fue esencial y se agradece enormemente, no cualquiera lo hace".

Para Rosario, su embarazo fue perfecto, sin achaques, ni complicaciones, ni cambios emocionales. Aunque ella deseaba que fuera un parto natural, por recomendaciones del doctor prefirieron que fuera cesárea, y a la semana 38 nació el regalo de su vida: su hija.

"El momento del parto fue mágico y el hecho de ser madre es lo mejor que le puede pasar a cualquier mujer que lo desea tanto como yo lo deseaba".

Rosario comparte que desde que supo que estaba embarazada no ha dejado de invitar a todas aquellas mujeres que no tienen o no han encontrado a su príncipe azul a que se arriesguen a vivir la experiencia, sin dejar de advertirles también la gran responsabilidad que significa la maternidad en solitario, pero que sin lugar a dudas no tiene precio.

Prepárense para
RECI

BIR

a un nuevo ser

Hasta para recibir la mayor de las bendiciones debemos estar preparados y abiertos para tomarla.

Lic. Montserrat Celorio Bauza

*"El amor verdadero hace milagros, porque
él mismo es ya el mayor milagro"*

Amado Nervo

os tratamientos médicos a los cuales recurre una pareja con el fin de concebir, representan una importante fuente de estrés y modificaciones importantes en el organismo. En la mujer, la estimulación ovárica a través de diversos medios tiene efectos secundarios, como náuseas, mareos, aumento de peso y alteración del estado de ánimo, entre otros. Las investigaciones han demostrado que las mujeres sometidas a estos procesos tienen un nivel de estrés similar, y con frecuencia más alto, que el de las mujeres que se enfrentan a enfermedades graves como el cáncer. En el caso del hombre, el estrés también puede reducir la cantidad y calidad de espermatozoides, provocar menor volumen de semen y un descenso en la libido.

Con cada proceso se generan expectativas, se realiza un nuevo gasto y, por supuesto, la espera de los resultados parece interminable. El temor al fracaso es parte de este círculo vicioso, en especial cuando ya se han intentado ciertos caminos y no se ha tenido la respuesta deseada. No debemos olvidar que está científicamente comprobado que el estrés y la ansiedad generan en el cuerpo humano sustancias como la adrenalina, que interviene en procesos como la reducción de los niveles de estrógenos y testosterona o la inhibición de la secreción de prolactina. Así pues, ante una situación estresante como el no poder concebir un hijo, el organismo queda comprometido, independientemente de las causas fisiológicas de la infertilidad.

La infertilidad es estresante

Sin lugar a dudas. Existen muchas razones por las que dos personas deciden formar una pareja, pero una de las más importantes es el deseo de formar una familia. Por lo tanto, cuando les resulta difícil lograr el embarazo, ambos miembros de la pareja sienten una enorme frustración e impotencia ante las circunstancias. No pueden controlar lo que le sucede a su organismo ni lograr el objetivo de ser padres por la mera voluntad o el deseo de hacerlo. La preocupación se hace presente y también la presión del tiempo, pues como saben, a mayor edad disminuyen las probabilidades de éxito en los tratamientos reproductivos. Y para muestra basta un botón, un trabajo realizado por Courtney Denning –directora de Epidemiología Reproductiva del Centro Médico Wexner, perteneciente a Universidad del Estado de Ohio, en Estados Unidos–, y Johnson Lynch, sugiere que el estrés se asocia con un mayor riesgo de infertilidad. Estos científicos encontraron que las mujeres con altos niveles de alfa-amilasa, un indicador biológico de estrés medido en la saliva, son un 29% menos propensas a quedar embarazadas cada mes y tienen más del doble de probabilidades de cumplir con la definición clínica de infertilidad (no quedar embarazada a pesar de 12 meses de relaciones sexuales regulares sin protección) en comparación con aquellas que tienen bajos niveles de esta enzima. Los investigadores estudiaron a 501 mujeres estadounidenses de entre 18 y 40 años que estaban libres de problemas de fertilidad conocidos y que apenas habían comenzado a tratar de concebir; las siguieron durante 12 meses o hasta que quedaron embarazadas, como parte del Estudio para la Investigación Longitudinal de la Fertilidad y el Medio Ambiente (LIFE, por sus siglas en inglés). Se recogieron muestras de saliva de las participantes a la mañana siguiente al día de la inscripción en el estudio, así como a la mañana siguiente del primer día de su primer ciclo menstrual analizado en el estudio. Las muestras estuvieron disponibles para 373 mujeres y se analizaron para determinar la presencia de alfa-amilasa y cortisol en la saliva, dos biomarcadores de estrés. "Éste es el segundo estudio en el que hemos demostrado que las mujeres con altos niveles de los biomarcadores de estrés alfa-amilasa salival tienen una menor probabilidad de quedarse embarazadas, en comparación con las mujeres con bajos niveles de este biomarcador. Por primera vez hemos demostrado que este efecto es potencial y clínicamente significativo, ya que está asociado con dos veces más riesgo de infertilidad entre las mujeres", afirma Lynch, investigador principal del protocolo de estrés psicológico del Estudio LIFE. Lynch cree que los resultados de esta investigación deberían alentar a las mujeres que están pasando por dificultades para quedar embarazadas a considerar el manejo de su estrés mediante técnicas de reducción del mismo, como practicar yoga y meditación. Sin embargo, considera que las parejas no deben culparse a sí mismas si están experimentando problemas de fertilidad, ya que el estrés no es el único factor, o por lo menos el más importante, involucrado en la capacidad de una mujer para quedar embarazada.

Las opciones

El psiquiatra francés David Servan-Schreiber indica que el estrés no es una enfermedad –excepto el postraumático–, sino una situación de tensión que puede derivar en angustia y ésta a su vez conducir a la depresión. Bajo esta óptica, pensar en el hecho de no poder concebir genera estos estados que pueden ser perjudiciales para ambos miembros de la pareja, por lo que es importante no dejarlos de lado. La medicina tradicional trata la ansiedad y la depresión por medio de combinaciones de medicamentos y sesiones de psicoterapia que han probado su eficacia, sin embargo también existen otras opciones que se consideran "más naturales". En capítulos anteriores se ha tocado el tema del abordaje psicológico para hacer frente a los problemas de infertilidad; ahora es el turno de aquellas terapias alternativas que favorezcan el éxito de un tratamiento, siempre bajo un panorama realista que previamente les haya explicado su médico, es decir, probabilidades de éxito en el tratamiento, pros, contras, etcétera.

Existen diferentes disciplinas y herramientas para aminorar los grados de estrés, como la meditación y la relajación mental, la aromaterapia, la alimentación, la acupuntura, las técnicas para controlar la respiración, el ejercicio y el uso de flores de Bach, entre otras. Todas ellas favorecen la disminución de los estados de ansiedad, lo que facilita llevar a cabo los procedimientos a los cuales se sometan. En este capítulo exploraremos algunas de estas alternativas que les serán de gran utilidad durante los tratamientos que deban seguir.

> **Para tener acceso a todos los beneficios que promueve la actividad física, se recomiendan rutinas de ejercicio aeróbico como caminar, correr, nadar y el ciclismo, deportes que elevan sustancialmente la frecuencia cardiaca y mejoran la oxigenación.**

El ejercicio

Aunque hemos escuchado y leído en infinidad de libros, revistas y periódicos sobre los múltiples beneficios de practicar actividad física, la realidad es que existen evidencias que sugieren que, en efecto, el ejercicio mejora el estado de ánimo al grado de que algunos psiquiatras y psicólogos lo prescriben como parte del tratamiento para la depresión y la ansiedad, con excelentes resultados.

El ejercicio regula la ansiedad, relaja la tensión muscular y la respiración, también altera la bioquímica del cuerpo, de manera que en general se modifica la salud física y mental. Se sabe que el estrés y la ansiedad llevan a patrones de reacciones físicas caracterizados por tensión, respiración rápida y superficial, y estimulación de las glándulas suprarrenales que producen adrenalina. El estado de ansiedad constante ante la expectativa de que un tratamiento de fertilidad funcione o no, provoca estrés y, por ende, la secreción de adrenalina. El cuerpo siente esta descarga como una situación de peligro ante interrogantes como: "¿y si no logro este embarazo?, ¿y si no podemos ser padres?, ¿y si el tratamiento no funciona?". Así es como esta sustancia se acumula en el organismo y en consecuencia lo afecta, pero es a través del ejercicio que se puede liberar el exceso de adrenalina y producir endorfinas, hormonas que generan la sensación de bienestar.

Entre los beneficios que ofrece la actividad física, destacan: prepara al corazón y a los vasos sanguíneos para enfrentar el estrés de la vida diaria, mejora la salud de los huesos, reduce el riesgo de diabetes y depresión. También promueve la dilatación de la cubierta interna de los vasos sanguíneos, lo que en general mejora el flujo de sangre a todos los órganos del cuerpo y estimula la secreción de óxido nitroso. Cuando los tejidos requieren un aporte extra de nutrientes, el óxido nitroso desencadena una señal de dilatación de los vasos sanguíneos que es duradera, proceso que también elimina la carga adicional de trabajo al corazón. En los hombres, la testosterona aumenta con el entrenamiento de fuerza y el ejercicio aeróbico moderado.

Para tener acceso a todos los beneficios que promueve la actividad física, se recomiendan rutinas de ejercicio aeróbico como caminar, correr, nadar y el ciclismo, deportes que elevan sustancialmente la frecuencia cardiaca y mejoran la oxigenación. Lo importante es evitar el entrenamiento intenso, ya que éste se asocia con la falta de ovulación. La asesoría del médico tratante es indispensable en este rubro, ya que si se padece de sobrepeso u obesidad, quizás recomiende rutinas de ejercicio más intensas junto con una dieta específica.

En general, durante un tratamiento de reproducción asistida es recomendable guardar reposo. Si te encuentras en la fase de estimulación ovárica, procura llevar una vida tranquila, pues tus ovarios aumentan de tamaño por el efecto de las gonadotropinas, y sentirás mayor inflamación abdominal y molestias al moverte. Una vez realizada la transferencia embrionaria, se recomienda no realizar ejercicios intensos ni grandes esfuerzos. La actividad física debe ir encaminada a calmar la ansiedad y los nervios propios de la espera para saber si el tratamiento dio resultados, por lo tanto, en este periodo se recomiendan actividades suaves y relajantes, como caminar o el yoga.

Acupuntura

Uno de los principales objetivos de las terapias naturales en los tratamientos para la infertilidad es estimular la capacidad de autorregulación y regeneración del organismo. Por un lado, se trata de cuidar los hábitos de vida por medio de una buena nutrición con suplementos nutricionales y fitoterapia; y, por el otro, ayudar a recuperar el equilibrio energético con técnicas como la acupuntura.

La Medicina Tradicional China (MTC) ha usado la acupuntura y la fitoterapia para tratar problemas de infertilidad por más de 2,000 años con mucho éxito. Diversos estudios científicos han demostrado que el tratamiento con acupuntura y fitoterapia puede mejorar la probabilidad de concepción en mujeres que se someten a Fertilización in Vitro (FVI). Por ejemplo, en un estudio publicado en el diario científico especializado Fertility and Sterility, se dividió a 160 mujeres en dos grupos. El primero recibió acupuntura antes y después de la transferencia de los embriones. Al segundo grupo se le realizó la transferencia sin proporcionarles acupuntura. La tasa de embarazo para el grupo con acupuntura fue de 42.5%, pero en el grupo sin acupuntura fue solamente de 26.3%. Se concluyó que la acupuntura puede mejorar la tasa de éxito durante un tratamiento de FIV.

Otro de sus beneficios es que, al usar esta técnica durante los tratamientos de fertilidad, se minimizan los efectos secundarios y la acumulación de toxinas provocadas por las terapias de estimulación hormonal. Recibir dos sesiones de acupuntura el día de la transferencia puede ayudar a la implantación del embrión en el útero. También favorece la relajación y permite mantener una actitud mental positiva durante el tratamiento.

Si no han tenido contacto con esta técnica, vale la pena saber que se practica con agujas sumamente delgadas, esterilizadas y desechables que se insertan superficialmente en puntos específicos de los brazos, piernas y abdomen. Generalmente los pacientes no sienten ninguna molestia o ésta es mínima, en cambio experimentan una sensación de relajación y bienestar.

Cómo ayuda en estos tratamientos

De acuerdo con Liu Juan, especialista en esta medicina alternativa, la acupuntura colabora en tres aspectos: mejora la calidad de los óvulos, mejora la preparación uterina y ayuda a disminuir el estrés.

Información contenida en estudios realizados permite entender los efectos físicos que la acupuntura ejerce sobre la fertilidad femenina. Uno de ellos, por ejemplo, examinó cómo las agujas afectan el flujo sanguíneo uterino. El flujo de sangre en el útero es muy importante para la creación y mantenimiento del endometrio y la implantación de los embriones. Durante la investigación, las voluntarias recibieron ocho tratamientos de acupuntura durante cuatro semanas, y el volumen de su flujo sanguíneo uterino se midió antes y después. Los investigadores encontraron que después de las sesiones de acupuntura no solamente había aumentado su flujo sanguíneo sino que además el efecto duró por lo menos 14 días después del último tratamiento.

Otros estudios científicos han demostrado que con acupuntura se puede estimular la ovulación, incluso en mujeres con síndrome de ovario poliquístico. Esto se debe a que la acupuntura aumenta la cantidad de endorfinas beta que el cuerpo produce, lo que a su vez afecta la producción de lutropina y folitropina. Estas dos hormonas son muy importantes en la producción de folículos y en la ovulación. Esto significa que aunque aún no se comprenda del todo cómo la acupuntura afecta la fertilidad, es cierto que ésta puede aumentar la fecundidad del cuerpo humano de una manera suave, holística y eficaz. Para traducirlo en hechos, en un artículo que analizó todos los estudios publicados acerca del afecto de la acupuntura sobre la fertilidad los médicos Cheng, Chung y Rosenwald, de la Facultad de Medicina Weill de la Universidad Cornell en los EEUU, concluyeron que: "Hay evidencia suficiente del valor de la acupuntura para incrementar su uso en la medicina convencional y el tratamiento de infertilidad femenina". En términos más simples, lo que hacen las agujas es que a través de estimulaciones mejoran la circulación y llega más flujo sanguíneo hacia la zona pélvica, ovarios, y el útero empieza a recuperar su funcionalidad.

Entre más flujo sanguíneo llegue a esos órganos es mejor. Por ejemplo, las agujas que se colocan en la cabeza tienen como función estimular las neuronas y a su vez a los neurotransmisores lo que provoca un estado de relajación.

En los hombres la acupuntura también ofrece beneficios. En un estudio piloto se usó la acupuntura en aquellos que no estaban produciendo esperma. Después de un ciclo de tratamiento, el resultado fue que siete de los quince hombres que participaron produjeron esperma suficiente para recibir un FIV sin necesidad de una biopsia testicular. En el grupo control que no recibió tratamiento de acupuntura, no había hombres que mostrasen un aumento en la producción de esperma.2

Éstas son razones de peso para que ustedes consideren esta terapia alternativa en conjunto con el tratamiento que estén siguiendo. De entrada, ambos tendrán la oportunidad de disminuir los niveles de estrés y, en la mujer, facilitar el tratamiento que su médico haya indicado.

Ventajas en el uso de la medicina china tradicional

La Medicina China Tradicional considera a la persona como un todo biológico, por lo tanto no sólo trata síntomas, sino que estimula las propiedades curativas naturales del cuerpo, dando tratamiento al origen de las enfermedades.

- Usada en el tratamiento de infertilidad, minimiza los efectos secundarios y la toxicidad acumulada debido a las terapias estimulantes.
- Puede ser usada para fortalecer y equilibrar la salud en general, de tal manera que procedimientos como la inseminación artificial o la fertilización in vitro resulten más efectivos.
- Pacientes tratados con acupuntura se benefician al fortalecer su salud en general y equilibrar su sistema endócrino.
- El amplio y popular uso de la medicina tradicional sugiere que se trata de un sistema de salud que puede o no ser usado en combinación con la medicina alópata. La integración de la medicina occidental y de la medicina tradicional comenzó en el Oriente hace menos de un siglo. Se le conoce como Medicina China Integral, y las técnicas y procedimientos que se usan funcionan óptimamente, incluso en aquellas personas que buscan un embarazo.

La sesión

En primer lugar el acupunturista realizará un diagnóstico y, a continuación, insertará de 15 a 20 agujas en la zona pélvica, el abdomen, las manos, los pies y la cabeza mientras el paciente está acostado y relajado en una camilla. Las agujas permanecen insertadas durante aproximadamente 30 minutos. La sesión termina con una serie de recomendaciones físicas y dietéticas. En algunos casos, se prescriben remedios herbales para reforzar el efecto del tratamiento.

Las agujas que se usan, a diferencia de las empleadas para las inyecciones, son sólidas, muy delgadas y no tienen filo cortante. Además, se insertan tan sólo a unos pocos milímetros de la superficie, motivo por el cual la mayoría de los pacientes no sienten dolor, sino una leve sensación de hormigueo. Algunos acupunturistas les darán su juego de agujas personalizadas para que las lleven a la siguiente sesión.

Liu Juan comenta que el tratamiento de acupuntura e infertilidad puede aumentar de 50 a 60% más la posibilidad de embarazo. El número de sesiones depende de cada paciente, "estamos hablando de uno a tres meses de tratamiento, porque en condiciones normales fisiológicas se ovula un mes de un ovario y el otro mes del otro ovario. En este caso, dependiendo de las sesiones, pueden ser de dos a tres veces por semana".

> **A partir de que una persona decide tener un hijo y durante todo el proceso para lograr el embarazo, surgen pensamientos que muchas veces reflejan miedos o preocupaciones con respecto al tratamiento o a la fertilidad.**

Al preguntarle al especialista si la acupuntura es una alternativa coadyuvante a los tratamientos comenta: "Sí, trabajo con muchas clínicas de fertilización y es un tratamiento natural, sin efectos colaterales, ni altera el uso de los medicamentos, al contrario los potencializa. Mi experiencia es que aquí llegan pacientes con dos o cuatro inseminaciones, uno o dos in vitro y sin resultados, sin embargo, después del tratamiento complementario de acupuntura lo logran".

Este testimonio no es el único, los beneficios de la acupuntura están reconocidos por la Organización Mundial de la Salud (OMS) y son muchos los países que como Australia, Holanda, Suecia, Estados Unidos, Alemania y Bélgica, la usan en combinación con la medicina occidental para tratar numerosos trastornos, además de como terapia complementaria en los tratamientos de infertilidad.

Consideren esta opción para mejorar las probabilidades de éxito en este camino para dar vida a un nuevo ser.

Flores de Bach

El doctor Edward Bach, británico de nacimiento, observó en su práctica profesional cómo los estados anímicos (depresión, estrés, nerviosismo, tensión, angustia, miedos, etc.) afectaban la vida de sus pacientes. Así, se dio a la tarea de buscar una alternativa que fuera "menos invasiva", por medio de la homeopatía y posteriormente algunos remedios basados en flores que recogió durante unas vacaciones en la región de Gales.

A diferencia de la homeopatía, en lugar de tomar los extractos de plantas y empezar a hacer diluciones, él simplemente recogió el rocío que había quedado depositado en las flores por la mañana, y lo usó como tintura madre. Para su asombro, este rocío era suficientemente poderoso como para crear efectos significativos en las personas. Después experimentó sumergiendo algunos de los brotes de las flores en un frasco de cristal lleno de agua mineral, exponiéndolos al sol durante algunas horas, para que éste transmitiera la energía de las flores al agua mineral, la cual quedaba convertida en tintura. Una vez que hizo diversos experimentos en animales y con él mismo, decidió probarlas en sus pacientes bajo el principio que dice: "Para corregir una enfermedad física, es necesario primero corregir los problemas mentales y emocionales del paciente".

Es por ello que las flores de Bach actúan a nivel emocional, no físico. El doctor encontró que algunas tienen la vibración energética correcta de determinadas emociones humanas. Al poner en el organismo el extracto de una de ellas, lo que hace es equilibrar la emoción que está inestable, es decir, energéticamente la flor vibra adecuadamente respecto a esa emoción, y si ésta no está vibrando correctamente, la flor la empata. No trabajan a nivel físico, no introducen ninguna sustancia en el cerebro que cambie el estado de ánimo, tampoco funcionan como los antidepresivos: la persona se siente igual que siempre, pero ve las cosas en su justa dimensión.

La flores de Bach tienden a tranquilizar y bajar los niveles de estrés. Cabe aclarar que la homeopatía sí utiliza el factor bioquímico de las plantas, pero las flores no, su uso es bastante sencillo y sin ningún riesgo.

Sus aplicaciones

Aunque están más orientadas a resolver problemas emocionales y mentales, también tienen muchas otras aplicaciones, de acuerdo con el problema a tratar y a la personalidad de quienes las tomen. Por ejemplo:

• Aplicaciones mentales y emocionales: éstas son las más conocidas de las flores de Bach, y en las que mejores resultados se encuentran.
• Aplicaciones físicas: se pueden tratar las predisposiciones mentales y emocionales a las enfermedades.
• Aplicaciones en mujeres: en problemas físicos y emocionales que aparecen con cada etapa que viven, como la pubertad, el embarazo, el parto, la lactancia y la menopausia.
• Aplicaciones en bebés y niños: desde un recién nacido que se está adaptando a un nuevo ambiente fuera del vientre materno, a un bebé o niño en desarrollo, o con problemas de aprendizaje.

Como se ha dicho, en la mujer que quiere embarazarse influyen el estrés, la ansiedad y el nerviosismo, entonces las flores pueden ayudarles.

Zinia Sánchez G., especialista en flores de Bach, menciona que hay un compuesto que sería el adecuado en estos casos: se llama Rescue Remedy y es el único que el doctor Bach creó; él clasificó 38 flores de la campiña inglesa y escogió cinco flores que juntó en un compuesto al que nombró el Remedio del Rescate, el cual es ideal para momentos estresantes. Se llama así porque está indicado para situaciones de shock como un susto tremendo, una crisis nerviosa o una fuerte tensión física. Ayuda a la persona a recuperar la calma, pero también le permite poner en perspectiva las cosas que le suceden. También brinda mucho confort y baja los niveles de estrés. En el caso de ustedes, que desean embarazarse, recurrir al Rescue Remedy es ideal para disminuir la ansiedad, porque trabaja mucho con el miedo.

El Rescue Remedy se compone de las siguientes esencias:

- *Rock Rose*: para el terror, el pánico y el miedo extremo.
- *Star of Bethlehem*: para cualquier shock o conmoción. Reconecta el sistema energético.
- *Impatiens*: para la agitación, la aceleración, la tensión.
- *Cherry Plum*: para el descontrol emocional.
- *Clematis*: para ayudar a la persona a estar en el presente y dejar de soñar con el futuro.

Es importante aclarar que si alguien se toma una flor que no necesita no le pasa nada.

En su libro *Los remedios florales del Doctor Bach para las mujeres: Eficaces terapias para los trastornos femeninos*, escrito por Judy Howard, se indica cómo ciertas flores pueden ayudar a las personas a mejorar su condición emocional. Howard menciona las siguientes esencias y su función:

Gentian para la decepción y la dependencia causadas por la infertilidad o por el tratamiento.

Gorse para la pérdida de la esperanza, tan común cuando la menstruación se presenta y es necesario hacer frente a la realidad: en ese momento no hay un bebé en camino. *Gorse* permite que se vea el futuro con mayor optimismo.

Willow para el resentimiento y la amargura que provoca la infertilidad. "¿Por qué a mí?" es una pregunta común, llena de dolor y otros sentimientos difíciles de enfrentar que pueden afectar la capacidad de disfrutar la vida. La flor de *Willow* ayuda a resistir la sensación de hundirse en un remolino y permite enfocar los pensamientos hacia fuera, para ver las cosas buenas de la vida y no sólo las malas.

Seguramente se preguntarán con quién pueden acudir. Hay varias certificaciones para el uso y aplicación de las Flores de Bach; en Inglaterra se encuentra el Centro Bach y hay personas en México certificadas por dicho centro, lo ideal es acudir con ellas. Pueden obtener más información en su página web: www.floresbach.com.

Cómo tomarlas

La norma general es tomar cuatro gotas, cuatro veces al día y lejos de los alimentos, ya que su sabor interfiere con el efecto de las flores de Bach. Se deben tomar 10 minutos antes o 10 después de las comidas.

Cada persona puede elegir cuando tomar su dosis, pero es recomendable que sea siempre a la misma hora. Dos momentos en los que las flores son particularmente efectivas es justo después de despertar y justo antes de dormir. Como en todas las terapias, para que las flores funcionen es necesario usarlas. En algunos casos se sugiere aumentar la frecuencia de la toma, pero no aumentar la dosis de cuatro gotas (por ejemplo, diez minutos antes de un tratamiento pueden ayudar a disipar el nerviosismo y el miedo).

Meditación

Las terapias alternativas que favorecen la fertilidad han tenido un fuerte impacto en varios países europeos. Incluso hay sitios especializados en tratar a parejas infértiles con la idea de ayudarlos en sus procesos y coadyuvar en sus tratamientos.

Entre estas alternativas que se manejan están las diversas formas de meditación, como algunas de las que aquí se explican. Ustedes tienen la opción de escoger la que más les acomode y les guste, lo importante es que ambos se involucren y se sientan cómodos.

Mindfulness es una técnica que si bien no tiene una traducción literal al español, podría significar conciencia o atención plena, lo que implica que quien la practica busca poner atención, de manera consciente, al momento presente, es decir vivir en el aquí y el ahora. Durante los últimos 30 años, la práctica de Mindfulness –que proviene del budismo– se ha venido integrando a la medicina y psicología de Occidente, se aplica y estudia científicamente en varias universidades de Estados Unidos y Europa, y es reconocida como una manera efectiva de aumentar la conciencia y de combatir los síntomas físicos y psicológicos asociados al estrés.

Si ustedes practican Mindfulness podrán reducir la ansiedad del futuro embarazo y eliminar muchos miedos irracionales, mejorar su calidad de vida durante los tratamientos de reproducción asistida, y aumentar su fertilidad natural, generando un equilibrio hormonal que va a repercutir de forma positiva en su sistema reproductor.

Beneficios del *Mindfulness*
• Estar plenamente en el presente, en el aquí y ahora.
• Observar pensamientos y sensaciones desagradables tal cual son.
• Conciencia de aquello que se está evitando.
• Conexión con uno mismo, con los demás y con el mundo que nos rodea.
• Mayor conciencia de los juicios.
• Aumento de la conciencia de sí mismo.
• Menor reacción frente a experiencias desagradables.
• Menor identificación con los pensamientos (no soy lo que pienso).
• Mayor aceptación y compasión de uno mismo y de los demás.
• Reconocimiento del cambio constante (pensamientos, emociones y sensaciones que vienen y van).
• Mayor equilibro, menor reactividad emocional, mejor manejo de situaciones de conflicto.
• Mayor calma y paz.

La meditación produce cambios de conducta, calma la mente, ordena los pensamientos, reduce la ansiedad, la depresión, el dolor físico y la angustia emocional.

El sistema endocrino u hormonal está íntimamente ligado con el sistema nervioso, y por tanto puede ser modificado por éste. Hay estudios que indican que practicar meditación mejora el sistema nervioso, el sistema endocrino, y las hormonas no están "alborotadas". Así es como la meditación ayuda a la fertilidad.

Nutrición

Somos lo que comemos

Sin lugar a dudas, el estado nutricional del organismo es importante en este camino por llevar a cabo un embarazo. La nutrición se reconoce como uno de los principales factores secundarios que pueden afectar la reproducción, de ahí la necesidad de abordar este tema.

Diversos estudios han llegado a la conclusión de que la obesidad y el sobrepeso alteran la capacidad reproductiva en las mujeres. El tejido adiposo que se acumula en el organismo (en este caso, femenino y masculino) tiene fuertes repercusiones en el metabolismo de las hormonas sexuales. Además de aumentar el riesgo de sufrir enfermedades cardiovasculares, diabetes e hipertensión, el sobrepeso provocado por una mala nutrición puede afectar la fertilidad femenina en diversas formas.

El exceso de estrógeno asociado con el sobrepeso altera la función de los ovarios, por lo que puede interrumpir el ciclo natural de ovulación. También puede resultar en la formación de tumores uterinos (usualmente benignos). En las mujeres con sobrepeso desde la niñez, aumenta el riesgo de padecer amenorrea, una condición en la que los ciclos menstruales están ausentes, y tienen una menor probabilidad de éxito cuando se someten a tratamientos de reproducción asistida, debido a que éste interfiere en la absorción correcta de los medicamentos para inducir la ovulación. También se relaciona con enfermedades como el síndrome de ovario poliquístico (SOP) y el hipotiroidismo. Asimismo, se cree que es parcialmente responsable de alteraciones metabólicas como la resistencia a la insulina.

Si bien muchas mujeres con sobrepeso logran concebir, es importante tomar en cuenta que tienen mayor riesgo de sufrir complicaciones durante el embarazo y el parto, tales como:
• Preeclampsia
• Diabetes gestacional
• Abortos espontáneos
• Necesidad de realizar una cesárea
• Infección posparto

Así pues, se sabe que la probabilidad de embarazarse disminuye a medida que aumenta el Índice de Masa Corporal (ICM). Por el contrario, si el peso es bajo, pueden presentarse problemas de amenorrea y en los hombres se altera la espermatogénesis. La fecundidad no sólo se asocia a los kilos de más o de menos, también inciden en ella las deficiencias de vitaminas y minerales.

Bajo este panorama, empezaré pidiéndoles que se hagan las siguientes preguntas:

¿Cómo consideran que es su alimentación?

¿Piensan que están en su peso?

¿Han acudido con un nutriólogo(a) para que los asesore en este aspecto?

¿Alguno de ustedes ha experimentado cambios significativos en su peso, es decir, aumento o disminución del mismo?

¿Ponen atención a lo que comen, tanto en calidad como en cantidad?

¿Procuran llevar una alimentación balanceada?

¿Consumen café en exceso?

¿Pasa lo mismo con el alcohol?

¿Abusan de las harinas y azúcares refinados?

Aunque parezcan cuestiones que tienen una respuesta simple, al analizarlas en conjunto indican cómo se encuentra el estado nutricional de ambos, lo que permitirá al especialista llegar a un abordaje personalizado que los ayude en este rubro.

Alimentación antes de concebir

La nutrición en el periodo preconcepcional no se puede dejar de lado, ya que algunos estudios indican que ésta parece ser un condicionante de posibles malformaciones congénitas y complicaciones materno-fetales durante el embarazo. Por esta razón, para mejorar las condiciones de fertilidad de ambos, deben asegurar un aporte adicional de ciertos nutrientes, los cuales son relevantes en el caso particular de la mujer, pero también del hombre.

Se sabe que en aquellas mujeres obesas con problemas para embarazarse, la simple reducción de peso a través de un cambio en sus hábitos alimentarios y una dieta adecuada, puede producir una importante mejoría en el proceso general de tratamiento de su fertilidad. (1)

En el hombre, se ha demostrado que la vitamina C, por ejemplo, protege el esperma de cualquier agresión. La importancia de esta vitamina para incrementar la fertilidad quedó demostrada en un estudio realizado por el Journal of American Medical Association, el cual indica que una cantidad adicional de vitamina C aumenta la cantidad de esperma, así como su motilidad (es decir, su capacidad para moverse hacia las trompas de Falopio).

El consumo de una cantidad adecuada de grasas esenciales también es importante para la fertilidad masculina, pues el organismo las emplea para fabricar prostaglandinas. Se sabe que los hombres con un esperma de mala calidad, anormal o de motilidad deficiente, tienen cantidades inadecuadas de prostaglandinas.

Recomendaciones nutricionales generales

Si están por llevar a cabo un tratamiento de fertilidad, es importante que se encuentren en buen peso corporal antes y durante del tratamiento. Esto lo sabrán cuando les realicen su historia clínica y acudan a la evaluación con el especialista. Para lograrlo es necesario seguir una dieta que les aporte la cantidad de kilocalorías adecuadas a su peso: hipercalórica si es bajo o en parámetros de mala nutrición; hipocalórica en el caso de que exista sobrepeso u obesidad.

Una dieta adecuada debe incluir alimentos de los diferentes grupos: frutas y verduras, cereales, leguminosas y alimentos de origen animal. Veamos a detalle cada uno de ellos.

Los lácteos son importantes por su aporte en calcio y vitaminas liposolubles (vitamina D), necesarios para asegurar la óptima salud de los huesos.

La importancia de las frutas y verduras radica en su aporte de sustancias antioxidantes, como las contenidas en las vitaminas A, C y E.

El grupo de las harinas es importante por su aporte de proteínas de origen vegetal y como principal fuente de energía.

Las proteínas más saludables son las de origen vegetal o las que provienen del pescado, en especial los llamados "azules", que proporcionan Omega 3.

En cuanto a las grasas, a las que se les debe dar preferencia es a las llamadas "buenas", que se encuentran en el aceite de oliva, los frutos secos, el aguacate y los pescados grasos como el salmón o la sardina.

La recomendación es preparar los alimentos ya sea hervidos, al vapor, a la plancha o asados.

Digan NO a estos alimentos

En general se deben evitar los dulces y azúcares (bebidas azucaradas), la panadería industrial, los productos fritos, las salsas (como la mayonesa, los aderezos cremosos, etc), los embutidos y las carnes rojas.

Eviten freír y/o empanizar los alimentos.

Alcohol. Reduce la fertilidad en ambos miembros de la pareja.

Café y tabaco. Al igual que con el alcohol, disminuyen las tazas de fertilidad.

Suplementos nutricionales y fertilidad

En la actualidad, los suplementos nutricionales han comenzado a ser tomados en cuenta seriamente, sobre todo en el campo de las terapias contra la infertilidad, ya que son un coadyuvante saludable para hacer frente a estos tratamientos.

Se sabe que el potencial de fertilidad puede ser mejorado mediante el consumo de varios ingredientes nutricionales compuestos a base de hierbas como el "vitex agnus castus", originario de Asia Central, así como el aminoácido L- carnitina, que favorecen la salud reproductiva tanto de las mujeres como de los hombres.

El equilibrio hormonal es sumamente importante para lograr una regular y saludable ovulación en las mujeres que están tratando de quedar embarazadas. Este equilibrio o balance permite el desarrollo de tejidos reproductivos sanos en el útero a fin de que el óvulo pueda implantarse de manera adecuada y segura. Además, favorece la maduración del folículo ovárico. En el caso de los hombres, la calidad del esperma y la motilidad del mismo son cruciales para asegurar su salud reproductiva. Mediante la combinación de los mejores tratamientos ofrecidos por la medicina tradicional y por la ciencia herbal, ciertos suplementos combinan las principales vitaminas y minerales con diferentes formulaciones herbales que ayudan a mejorar la fertilidad y la salud reproductiva. Aquí les damos una lista de estos suplementos y cómo los pueden ayudar.

El ácido fólico se encuentra en las legumbres, los vegetales de hoja verde y los frutos secos, entre otros. Su deficiencia afecta el número y la movilidad de los espermatozoides. En una investigación realizada por la University Medical Centre Nijmegen, en Holanda, publicada en la revista Fertility and Sterility en el año 2002, los investigadores comprobaron cómo después de un tratamiento conjunto de ácido fólico y zinc se incrementó considerablemente el número de espermatozoides en el semen. Otros estudios sugieren que el déficit de ácido fólico causa alteraciones en el ADN del espermatozoide y puede ser motivo de defectos congénitos en el futuro bebé.

Se recomienda un aporte suplementario de 400 microgramos diarios (5 mg si hay alto riesgo de malformaciones), como mínimo un mes antes de la concepción.

El yodo es fundamental, por lo que además de asegurar el consumo de sal yodada y de pescado de origen marino, se recomienda un suplemento de unos 200 microgramos diarios como mínimo un mes antes de la concepción, y mantenerlo así durante todo el embarazo y la lactancia.

Hierro. Dada la gran frecuencia del déficit del mismo en las mujeres en edad fértil, se recomienda analizar las reservas de la mujer que desea un embarazo y tomar un suplemento si es necesario.

Zinc. Es un mineral esencial para la función del sistema reproductor masculino, al estar implicado en el crecimiento y desarrollo de los órganos sexuales. La cantidad y la movilidad del esperma están relacionadas de manera directa con los niveles de zinc en el organismo. Los niveles de testosterona –hormona sexual masculina– también dependen de la concentración de zinc. Los mariscos, las carnes magras, los pescados y los huevos son los alimentos con más concentración de este elemento, que también está en cantidades modestas en legumbres y frutos secos. En el caso de la mujer, los bajos niveles de zinc provocan una deficiencia de LHRH (hormona liberadora de gonadotropina).

La L-arginina es un amino ácido que podría ayudar a la función ovárica.

Los antioxidantes

La principal función de éstos es atacar a los radicales libres del organismo, que son los responsables del envejecimiento celular y de los trastornos en la reproducción.

Los testículos son susceptibles a la acción nociva de los radicales libres. Diversas sustancias tóxicas que se concentran en ambientes a los cuales está expuesto el hombre, como pesticidas, insecticidas y metales pesados (plomo, mercurio, níquel), también provocan daño oxidativo en el aparato reproductor masculino y alteran su funcionamiento normal. ¿Qué hacen los antioxidantes?

Neutralizan la acción dañina de los radicales libres sobre la calidad del semen y la motilidad de los espermatozoides. Por lo tanto, una dieta equilibrada con alto contenido de antioxidantes ayuda a revertir algunos de los daños oxidativos provocados por las toxinas ambientales o por los radicales libres generados por el proceso de respiración natural, sobre la función de las gónadas y la calidad del semen.

Vitamina A. Protege a las células del aparato reproductor masculino del proceso de envejecimiento prematuro causado por los radicales libres. Favorece la fertilidad, ya que participa en la formación de esteroides, base de las hormonas sexuales. Esta vitamina abunda en las grasas lácteas (nata, mantequilla) y en la leche entera. También está presente en forma de beta-caroteno (precursor de la vitamina A en el organismo) en la zanahoria, la calabaza, el albaricoque y en la mayoría de las hortalizas de color anaranjado-rojizo, así como en las verduras de hoja verde.

Vitamina C. Favorece la desintoxicación de algunos metales pesados como el plomo y el cadmio, lo que influye de manera positiva en la calidad y cantidad del semen y en la función de los órganos sexuales. Como antioxidante, junto con las vitaminas A y E, y minerales como el selenio, protege al ADN del daño oxidativo. Los cítricos como el limón, la naranja, la mandarina y la toronja son ricos en vitamina C.

Vitamina E. Por su capacidad antioxidante, contrarresta la acción nociva de los radicales libres en la movilidad de los espermatozoides y en la calidad del semen. También favorece la oxigenación de los órganos sexuales. Se encuentra en grandes cantidades en el germen de trigo, también en las semillas de girasol, el aceite de oliva extra virgen y los frutos secos como las avellanas y las almendras.

Con información de:

Carmen Sánchez Mora, bióloga egresada de la UNAM, maestra en Ecología por la Universidad de Stanford, California, y doctora en enseñanza de la Biología por la Facultad de Ciencias de la UNAM. Actualmente es subdirectora de Educación no formal en la Dirección General de Divulgación de la Ciencia, también de la UNAM. María Emilia Beyer, bióloga, egresada de la UNAM. Actualmente trabaja en la Dirección General de Divulgación de la Ciencia de esa casa de estudios.

BIBLIOGRAFÍA

Valdés M., Flores, T. Psicobiología del estrés: Conceptos y estrategias de investigación.

Ed. Martínez Roca, S.A., España, 1990.

Lyttleton Janet. Tratamiento de la fertilidad con medicina China. Ed. Elsevier, España, 2009.

Howard Judy. Los remedios florales del doctor Bach para las mujeres. Ed. Edaf, Madrid, 2012.

Ma. de los Ángeles Torres

Diagnóstico: Endometriosis

Tras casi 20 años seguimos en deuda con el doctor Maquita

La historia de Ángeles inicia alrededor de hace 18 años: era derechohabiente del ISSSTE, institución en la cual el doctor Carlos Maquita trabajaba y a la que ella por varios años estuvo asistiendo con la esperanza de encontrar una solución a su infertilidad. "El doctor Maquita, a diferencia de los demás médicos, era mucho más cálido y amable, él brindaba una atención a nivel de una clínica privada, siempre honesto y humano", destaca Ángeles.

Desgraciadamente y como es común en las dependencias gubernamentales, los médicos van y vienen, y Ángeles le perdió la pista al doctor Maquita, pero como no era la única derechohabiente que estaba satisfecha con su atención, un día escuchó a una de ellas mencionar que sabía en donde lo podían localizar, por lo que decidió pedirle los datos del doctor. De esta manera se volvió a reunir con él.

Después de un par de estudios, él le dio el posible diagnóstico que por varios meses nadie le había podido dar: Ángeles sufría de endometriosis, la cual fue confirmada por medio de una laparoscopía. "Lo que más apreciábamos de él era su honestidad y claridad para explicarnos las cosas, nos sentíamos en confianza", platica Ángeles.

Posteriormente a la cirugía se sometió a un tratamiento y alrededor de seis meses después y de manera natural, lograron quedar embarazados, pero la gran sorpresa fue redondeada con la noticia de que no esperaban uno, sino dos bebés. Ángeles vivió su embarazo sin ningún contratiempo, pero siguiendo los cuidados y la alimentación que requiere un embarazo gemelar. La llegada de los bebés es la mayor felicidad que la pareja ha vivido. "Es la mejor experiencia y la gran oportunidad de lograr nuestro sueño y saber que Dios nos brinda la dicha de tener a nuestros bebés entre los brazos".

Ángeles asegura que durante los cuatro años previos a lograr su embarazo, la incertidumbre de no saber si llegarían a ser padres era enorme. "La esperanza y la gran confianza en el doctor fue la clave para no dejar de luchar y de saber que sí tenía solución nuestro problema".

Actualmente los hijos de Ángeles son unos jóvenes de 17 años y, como ella misma menciona, nunca se cansará de agradecer la gran ayuda brindada por el doctor así como la excelente atención y calidad humana que lo han caracterizado.

Es un médico que no realiza procedimientos con fines de lucro, sino para llenar de felicidad a las parejas con problemas de fertilidad. "A pesar de los años, en nuestra casa lo seguimos recordando con mucho cariño y agradecimiento", concluye Ángeles.

Silvia Hernández
Miomatosis

Embarazo muy deseado pero no planeado

Con la intención de convertirse en madre, Silvia se aventuró en un viaje de alrededor de cinco años en los que recorrió de norte a sur toda la Ciudad de México, con la esperanza de encontrar al especialista adecuado que pudiera darle respuestas claras, ya que el tiempo pasaba y ella no encontraba una solución a su problema.

Esa búsqueda incansable tuvo como resultado el haberse sometido a un sinfín de tratamientos sin éxito alguno, al grado de que cuando llegó con el doctor Carlos Maquita, padecía un grave trastorno hormonal. "Considero que lo que viví fue muy difícil y desgastante, médicos que hicieron que me realizara pruebas que para esa época ya eran caducas", comparte Silvia.

La manera en que llegó Silvia fue muy normal en el caso de las parejas con infertilidad, ya que como ella menciona, son tantas las ganas de la familia y el entorno porque tengas un bebé, que se la pasan recomendándote especialistas. Con el ánimo muy decaído y cansada de conocer médicos, fue como optó por ir con el doctor Carlos Maquita, advirtiendo a todos que sería el último al que visitaría.

La gran sorpresa fue que en él encontró a un médico honesto que a la primera valoración que le hizo, le dio el diagnóstico y las opciones para solucionar su problema. El doctor le dijo que tendría que someterse a un tratamiento y a una cirugía. "La palabra cirugía en primera instancia y siendo realista sí me asustó", platica Silvia, por lo que decidió reservarse una respuesta para pensarlo fríamente y tomar una decisión.

Los días trascurrieron y por desgracia Silvia experimentó una desagradable situación que, más allá de su deseo de ser madre, involucraba a su salud, lo que la orilló a apresurar la respuesta. Al regreso con el doctor, le indicó que debería llevar un tratamiento para reducir los miomas que tenía, para posteriormente extirpárselos mediante la cirugía y en ese momento valorar las posibilidades de un embarazo. Después de la cirugía, el doctor Maquita le dijo que estaba lista para ser mamá, pero que tendría que esperar un año más. "En primera instancia yo estaba contenta porque las hemorragias que sufría quedaron controladas, y lo del bebé, pensé que tomaría más tiempo", comenta Silvia.

La gran sorpresa fue que después de unas vacaciones Silvia notó algo raro en ella, no se sentía del todo bien, por lo que acudió a una revisión normal, sin saber que después de ocho meses de haber sido operada ya estaba embarazada de manera natural. "El doctor me hizo una prueba de orina y después de un rato nos volvió a recibir y con una gran sonrisa nos dijo 'Ya pegó el chicle, están embarazados, pero los voy a regañar porque no se esperaron el año que yo les había dicho", con sonrisas cuenta Silvia.

La noticia que habían esperado por tanto tiempo, al principio causó en la pareja una gran incredulidad, ya que después de todo el dolor, la incertidumbre y desgaste, no se la creían. "El proceso que pasamos fue bastante traumático, doloroso y desesperante, porque no lograr tener un bebé de la persona que amas y con la que has decidido formar tu familia te mata la ilusión, además te asfixia la presión social y familiar, las preguntas incómodas", dice Silvia.

Después de asumir la buena noticia como una realidad, la felicidad y dicha embargó a la pareja y a sus familias, pues la espera había terminado y el bebé estaba a punto de llegar. Aunque el embarazo fue de lo más tranquilo y le permitió a Silvia seguir con su trabajo, se decidió que el parto sería por cesárea debido a la cirugía previa, por lo que fue programada y sin ninguna complicación nació su bebé, que actualmente tiene 15 años de colmar de felicidad y amor a la familia.

CURRICULA

Dr. Carlos Guillermo Maquita Nakano

Egresado del IPN, y con la especialidad de Ginecología y Obstetricia por parte de la UNAM, CP AE-05405 con la subespecialidad de Biología de la Reproducción certificado por el Consejo Mexicano de Ginecología y Obstetricia. Cuenta con más de 25 años de experiencia dedicados a atender los problemas comunes de salud femenina y de las parejas con problemas de fertilidad. Actualmente el Dr. Maquita es profesor del Consejo Mexicano de Ginecología y Obstetricia, además es miembro activo de prestigiadas sociedades médicas en México, Latinoamérica, Estados Unidos y Europa como: la Asociación Mexicana de Ginecología y Obstetricia, la Asociación Mexicana de Medicina de la Reproducción, la Red Latinoamericana de Reproducción Asistida, American Society of Reproductive Medicine, The Society of Reproductive Surgeons, European Society of Human Reproduction and Embriology.

Dra. María de Lourdes Flores Islas

Licenciatura como Médico Cirujano general por la UNAM, CP: 4132752 Especialidad en Ginecología y Obstetricia por el Instituto Nacional de Perinatología CP: 5607302 Subespecialidad en Biología de la Reproducción por el Instituto Nacional de Perinatología CP: 7288446 Consejo Ginecología y Obstetricia Aprobado y Vigente recertificación ya en trámite. Miembro Titular Activo en el Colegio Mexicano de Especialistas en Ginecología y Obstetricia desde 2012, socia Titular Activa en la Asociación Mexicana de Medicina de la Reproducción AC desde 2012, miembro Activo de la Sociedad Europea de Reproducción Humana desde 2011.

M. en psic. Gabriela Emma García Soto

Licenciada en psicología por la UNAM CP 2695128, Maestría en psicología con residencia en terapia familiar sistémica CP 5219601. Especialista en atención de la pareja que padece infertilidad. Socia fundadora y presidenta de Pronanhi A.C.

Lic. Emma Torra Lázaro

Licenciada en Biología por la Universidad Autónoma Metropolitana Iztapalapa, UAM-I, y maestra en Terapia Familiar así como especialista en Terapia de pareja por el Instituto de la Familia, IFAC.

Cuenta con entrenamientos clínico y profesional en Medicina Mente/Cuerpo para infertilidad por la Escuela de Medicina de Harvard y el Instituto Benson-Henry para la Medicina Mente/Cuerpo en Boston, Massachusetts, y por el Centro Domar para la Salud Mente/Cuerpo, en el Boston IVF en Waltham, Massachusetts, respectivamente.

Lic. Montserrat Celorio Bauza

Licenciada en Comunicación por la UAM-I, periodista y editora de salud en diversas publicaciones y sitios de internet, como Mi bebé y yo, Tu fertilidad, Bebé momentum. Cuenta con una larga experiencia en periodismo médico y especialidad en temas de maternidad y crianza.

www.ingramcontent.com/pod-product-compliance
Lightning Source LLC
Chambersburg PA
CBHW062009280526
45787CB00005B/2030